Schlank & glücklich mit
LOW CARB

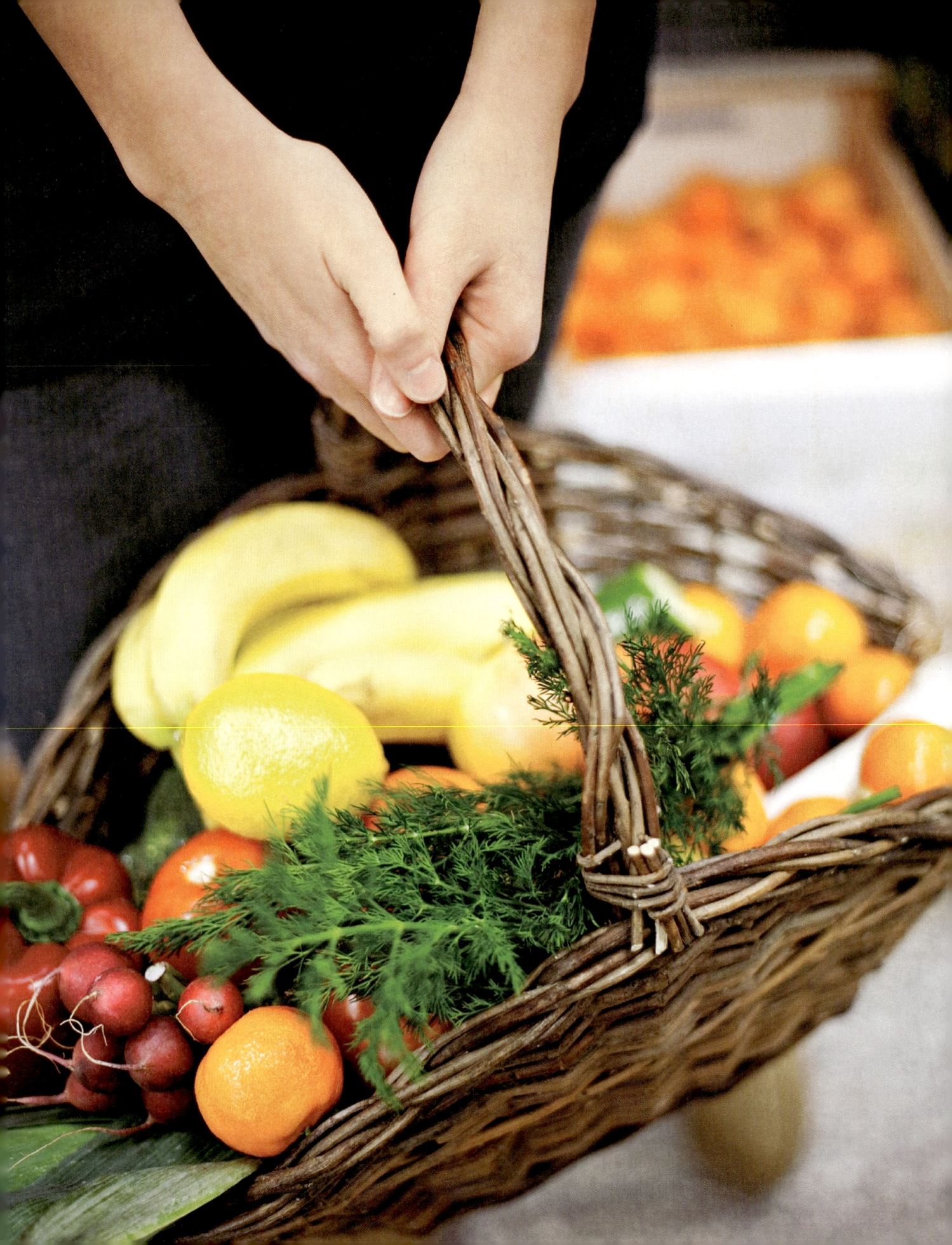

Daniel Hauser

Schlank & glücklich mit
LOW CARB
Die Genießer-Diät

Bassermann

Inhalt

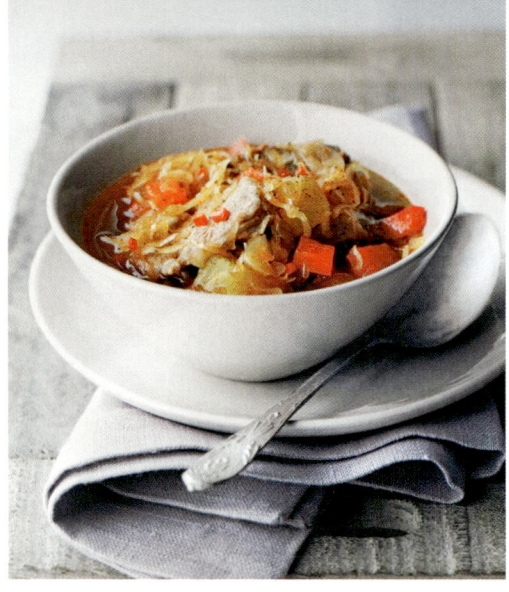

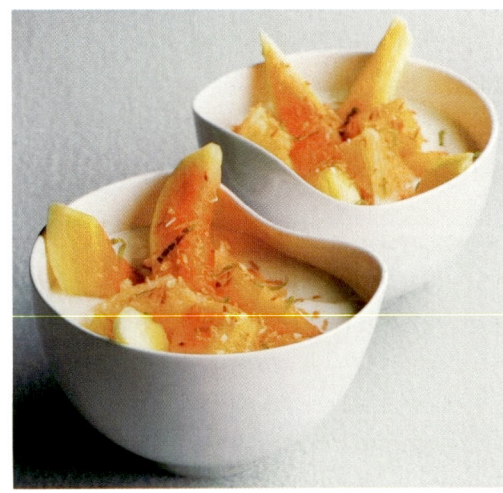

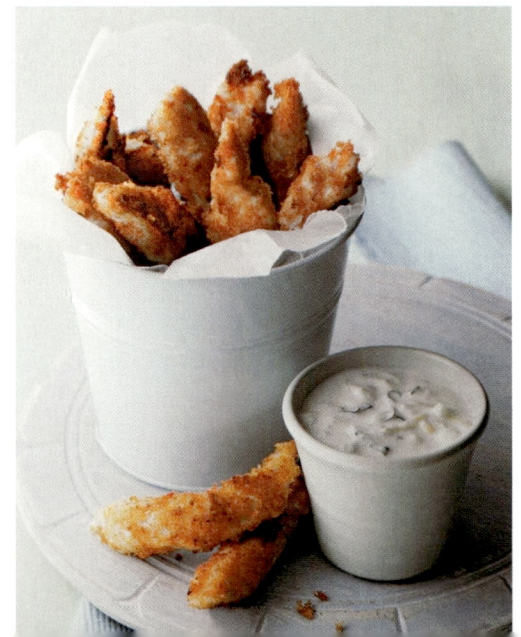

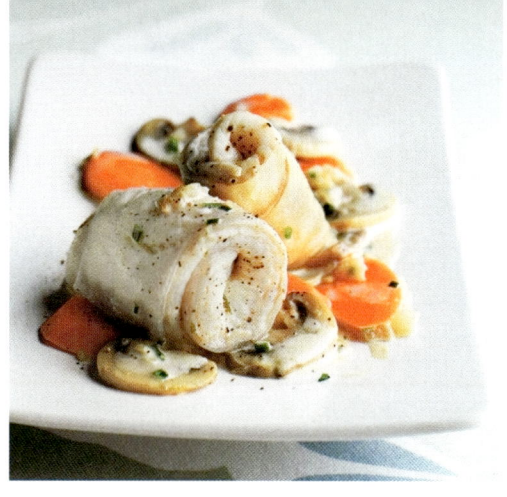

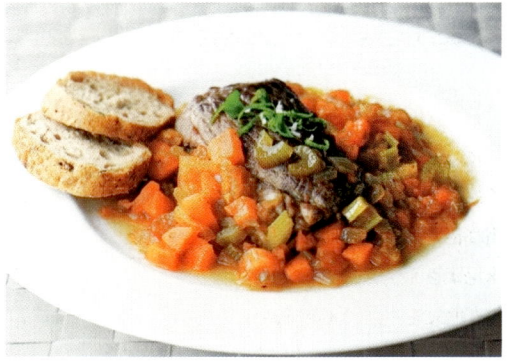

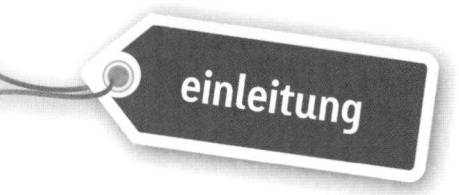

Weniger Kohlenhydrate – schlank durchs Leben

Gut essen, lange satt sein und dabei auch schlank bleiben oder werden – wer will das nicht? Genau darum geht es in diesem Buch. Es zeigt mit seinen abwechslungsreichen Rezepten: Genuss und Gesundheit müssen kein Widerspruch sein!

Das Geheimnis liegt in der optimalen Auswahl der Lebensmittel, vor allem mit richtigen Kohlenhydraten, hochwertigem Eiweiß und gesunden Fetten. Die Aufmerksamkeit ist explizit auf die Kohlenhydrate gerichtet – auf »Low Carb(ohydrates)« – wie es im Englischen heißt. Darunter versteht die Wissenschaft wenige bzw. »richtige« Kohlenhydrate. Es hat sich herausgestellt: Zu viele falsche Kohlenhydrate, kombiniert mit zu wenig Eiweiß und zu viel Fett, machen dick.

Was sind Kohlenhydrate?

Kohlenhydrate zählen zu den Grundnährstoffen, die vor allem in Pflanzen stecken. Es gibt sie als Glukose (Traubenzucker), Fruktose (Fruchtzucker) und Galaktose. Sie sind sogenannte Einfachzucker, die nur aus einem Zuckermolekül bestehen. Zu den Zweifachzuckern gehören unter anderem Saccharose, unser Haushaltszucker, der sich aus Glukose und Fruktose zusammensetzt, oder Milchzucker (Laktose), der eine Verbindung mit Glukose und Galaktose eingeht. Mehrfachzucker, die sogenannten Polysaccharide oder komplexen Kohlenhydrate, sind zum Beispiel Stärke und Ballaststoffe.

Kohlenhydrate, ausgenommen Ballaststoffe, sind unser wichtigster Energielieferant für Muskeln und Gehirn. Zucker und Stärke werden im Körper in ihre Einzelbausteine zerlegt – beginnend schon im Mund, hauptsächlich verarbeitet aber im Darm. Die Glukose wird dann über das Blut in die Zellen transportiert und in Energie umgesetzt. Ein Zuviel an Glukose speichert unser Körper in den Muskeln und in der Leber als Glykogen. Sind auch diese Speicher voll, wird der Einfachzucker in Fett umgewandelt und landet in den Fettzellen. Das Ergebnis ist unübersehbar: Die Zellen schwellen an – wir nehmen zu und werden immer dicker.

Wenn Kohlenhydrate, dann welche?

Wenn wir Kohlenhydrate essen, dann sollten sie so natürlich und so komplex wie möglich sein. Warum? Die Art der Kohlenhydrate bestimmt die Ausschüttung von Insulin. Dieses Hormon, das in der Bauchspeicheldrüse hergestellt wird, reguliert unseren Blutzuckerspiegel. Insulin ermöglicht der Glukose erst, in die Zellen zu gelangen, sozusagen als Türöffner. Essen wir Süßigkeiten, Zucker und Brötchen aus weißem Mehl, gelangt die Glukose daraus schnell in unser Blut. Der Blutzuckerspiegel steigt rasch an, und Insulin wird vermehrt ausgeschüttet. Was dann nicht an Glukose für die Energiegewinnung in den Zellen genutzt wird, wandelt das Insulin in Fett um – und das landet auf unseren Hüften! So schnell der Blutzuckerspiegel ansteigt, so schnell fällt er auch wieder. Die Folge: Der Körper reagiert mit Heißhungerattacken. Und die befriedigen wir dann durch noch mehr Essen. Ein weiterer Effekt kann sein: Wer häufig, und das über Jahre hinweg, zu viele schnelle Kohlenhydrate isst, überstrapaziert seine Bauchspeicheldrüse. Es kann Diabetes entstehen.

Ein weiterer Nachteil: Zucker bremst unseren Fettstoffwechsel aus. Das Fett kann nicht abgebaut werden, sondern landet ebenfalls in den Zellen als Fettdepot.

Was heißt eigentlich »GLYX«?

Im Zusammenhang mit Low Carb hört man auch oft vom GLYX. Das ist die Abkürzung für glykämischer Index. Dieser Wert sagt aus, wie kohlenhydratreiche Lebensmittel den Blutzucker ansteigen lassen. Je niedriger er ist, desto langsamer steigt der Blutzuckerspiegel an und desto konstanter bleibt er. So haben zum Beispiel Gemüse und Vollkorn einen niedrigen GLYX, während der von Zucker, Limonade oder auch Kartoffelpüree hoch ist. Für den GLYX gibt es spezielle Tabellen.

Die Lösung: Kohlenhydrate in Form von Mehrfachzuckern genießen, zum Beispiel in Form von Gemüse. Der Körper baut diese komplexen Kohlenhydrate viel langsamer ab und sorgt damit für einen konstanten Blutzuckerspiegel und eine optimale Ausschüttung von Insulin.

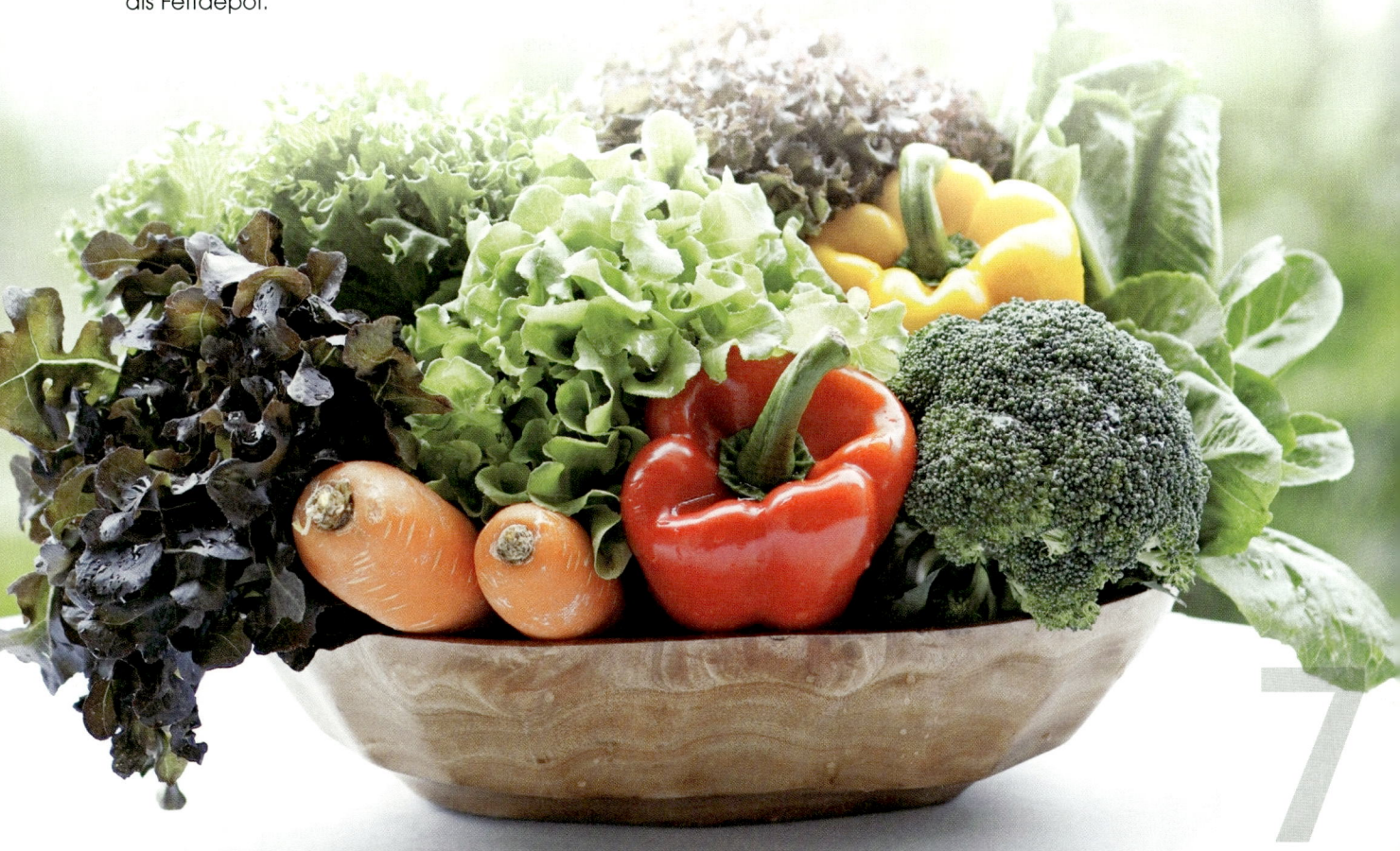

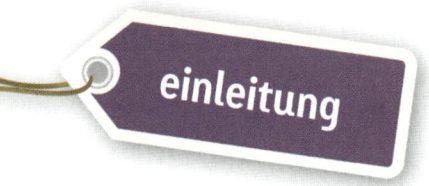
Eiweiß: Der Stoff, aus dem die Zellen sind

Eiweiß ist lebensnotwendig. Aus ihm sind unsere Zellen gemacht. Es bestimmt ihren Aufbau, ihre Funktion, ihren Stoffwechsel und vieles mehr. So werden aus Eiweiß zum Beispiel Enzyme und Hormone wie Insulin sowie Antikörper zur Immunabwehr gebildet. Wissenschaftler nennen Eiweiß auch Protein. Das Wort stammt vom Griechischen »proton« ab und bedeutet das Erste oder das Wichtigste.

Eiweiß besteht aus Aminosäuren, von denen es insgesamt 20 verschiedene gibt. Neun von ihnen sind unentbehrlich bzw. essenziell. Unser Körper kann sie nicht selbst herstellen, wir müssen sie mit der Nahrung aufnehmen. Von den drei halbentbehrlichen muss man eine Menge Nahrung zu sich nehmen, um den Körper damit zu versorgen. Die restlichen acht entbehrlichen Aminosäuren stellt unser Körper praktischerweise selbst her. Eiweiß steckt in nahezu allen Lebensmitteln. Am meisten in tierischen Lebensmitteln wie Fleisch, Fisch und Milch, aber auch in pflanzlichen wie Vollkorn, Hülsenfrüchten und Nüssen. Allerdings haben tierische Eiweiße eine höhere biologische Wertigkeit, das heißt, aus ihnen bauen wir besser körpereigenes Eiweiß auf, zum Beispiel Muskeln. Die Proteine aus Fleisch, Fisch und Milch sind uns in der Zusammensetzung eben ähnlicher als es die aus Getreide oder Nüssen sein können. Durch kluge Kombination von verschiedenen pflanzlichen Lebensmitteln – etwa Hülsenfrüchte mit Nüssen – lässt sich das auch erreichen.

Eiweiß hat große Vorteile: Es macht lange satt, dabei liefert es nur ca. vier Kilokalorien pro Gramm. Es kurbelt den Stoffwechsel und somit die Fettverbrennung an. Eiweiß ist ein wesentlicher Bestandteil einer kohlenhydratreduzierten Ernährung.

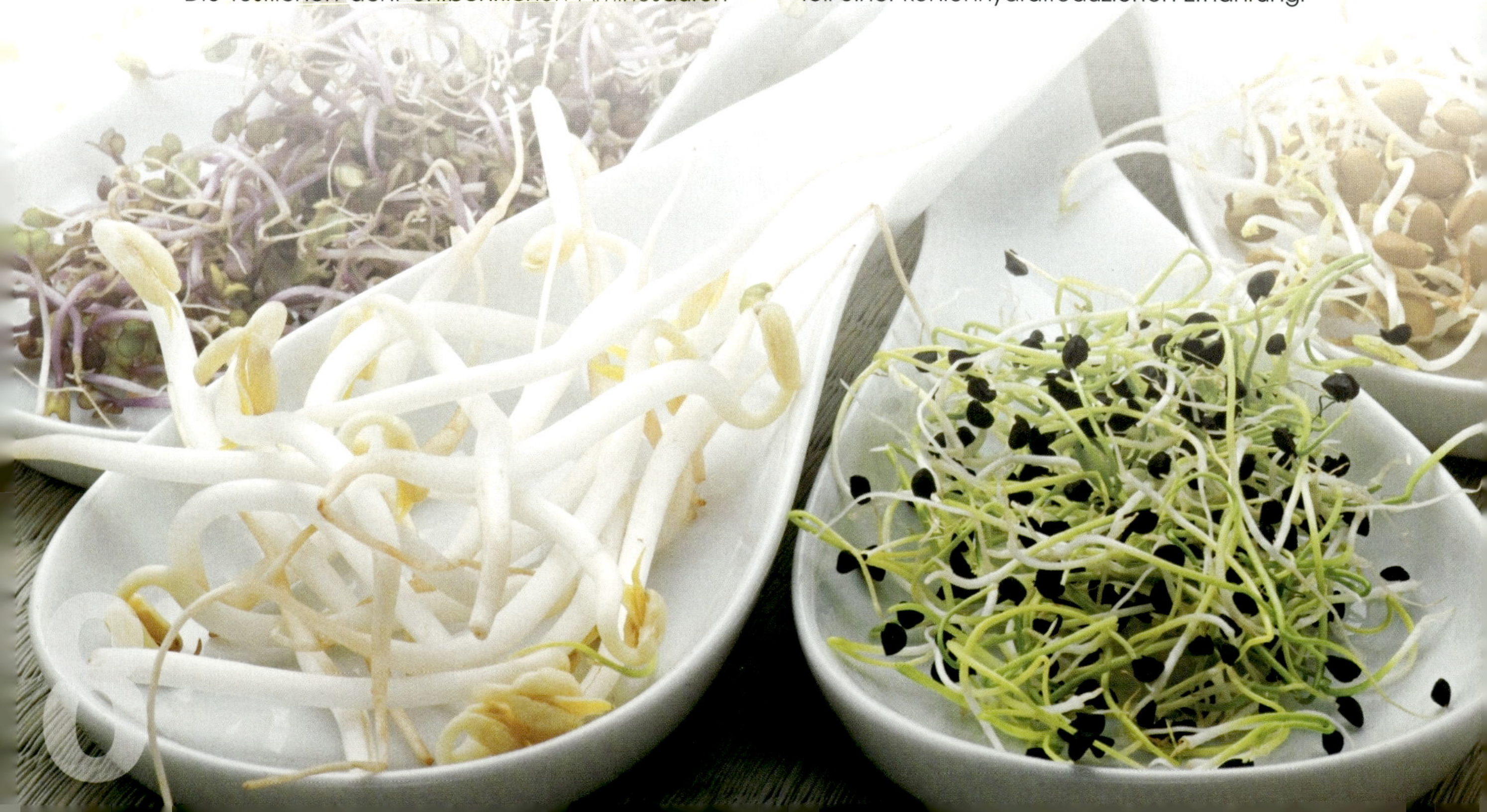

Fett: Das Richtige zählt

Ein beliebtes Zitat von Genießern: »Fett ist ein Geschmacksträger«. Das stimmt. Fett hat jedoch zwei Seiten: Es kann fett machen und ungesund sein – und es kann gesund sein. Ohne Fett läuft unser Körper nicht rund. Es ist lebenswichtig. Fett erfüllt viele Aufgaben: So liefert es reichlich Energie (9,3 Kilokalorien pro Gramm) – und damit mehr als doppelt soviel wie Kohlenhydrate und Eiweiß. Es macht die Aufnahme der fettlöslichen Vitamine A, D, E und K erst möglich und wird zum Aufbau von Zellwänden und Hormonen benötigt.

Fett besteht meist aus einem Glyzerinmolekül, an das drei Fettsäuren gebunden sind. Diese sind je nach Fettart gesättigt oder einfach oder mehrfach ungesättigt. Mehrfach ungesättigte Fettsäuren stecken in pflanzlichen Fetten, zum Beispiel in Pflanzenölen, Nüssen und Samen. Gesättigte Fettsäuren kommen hauptsächlich in tierischen

Fetten vor, zum Beispiel in fettem Fleisch und fetter Wurst. Diese Lebensmittel sollten maximal knapp ein Drittel unserer Fettzufuhr ausmachen: Ein Zuviel kann den Cholesterinspiegel erhöhen. Senken können ihn hingegen die wertvollen ungesättigten Fettsäuren. Es gibt aber auch eine positive Ausnahme bei tierischen Lebensmitteln: fettreiche Meeresfische wie Makrele, Hering und Lachs. Trotz ihres Reichtums an Fett senken sie den Cholesterinspiegel. Das liegt an den speziellen Eigenschaften der sogenannten Omega-3-Fettsäuren.

Die besten Lebensmittel

Wie sollte also unsere Lebensmittelauswahl aussehen? Für Kohlenhydrate gilt: viel frisches Gemüse und Obst. In Maßen Vollkornprodukte und möglichst wenig Süßes, helles Brot, geschälten Reis, helle Pasta und Fertigprodukte wie Pizza & Co. Vorsicht ist auch bei Müslis mit zugesetztem

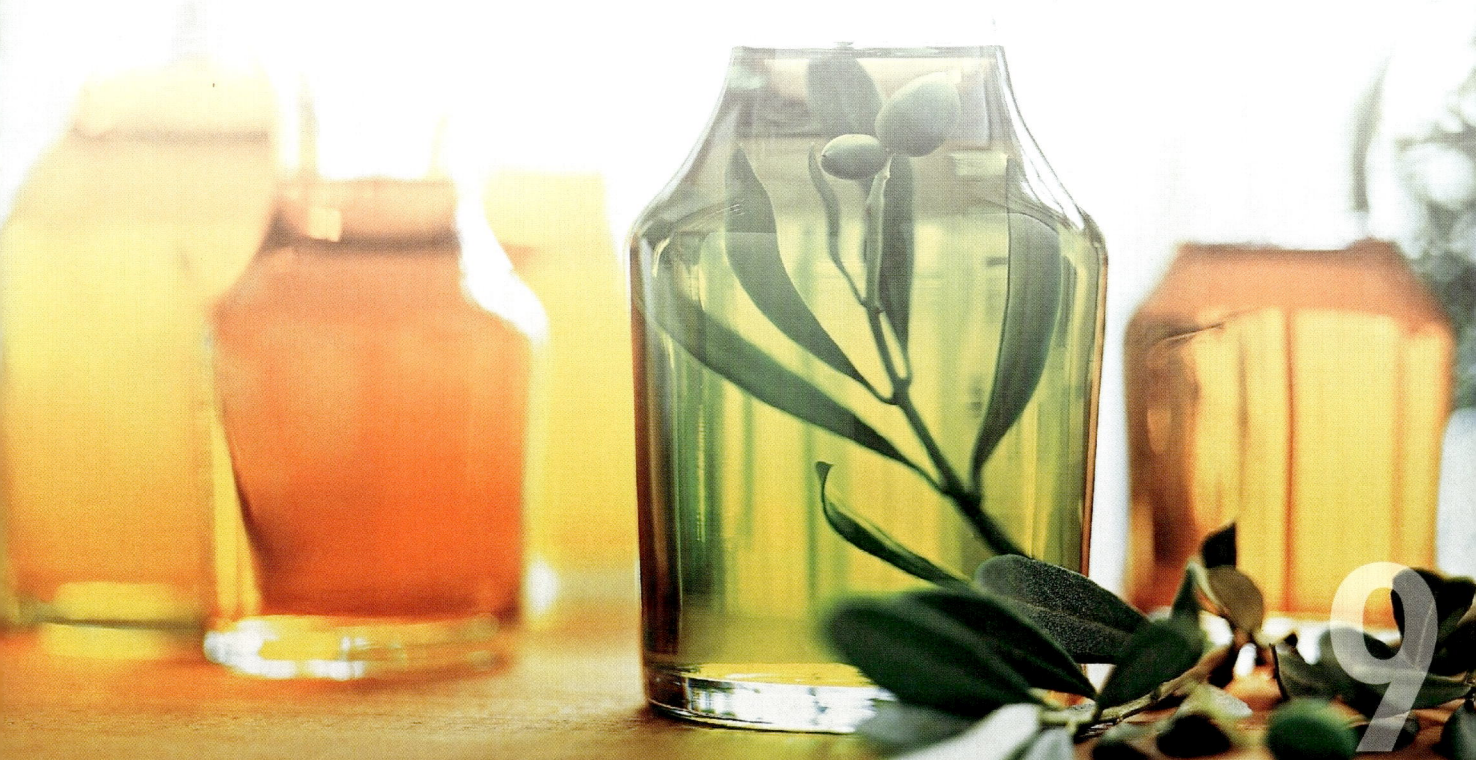

9

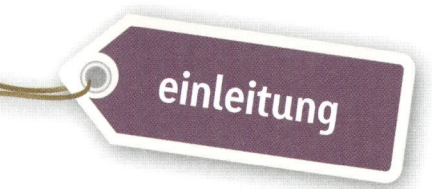
Zucker geboten. Das Gleiche gilt auch für viele Fertigprodukte. So stecken zum Beispiel in Tomatenketchup über 20 Prozent und in Salatdressings bis zu 15 Prozent Zucker.

Gut sind eiweißreiche Lebensmittel wie Eier, Fisch, fettarmes Fleisch, Milchprodukte und Hülsenfrüchte in Maßen. Vorsicht bei Molke-Drinks und Fruchtjoghurts, sie sind zuckerreich.

Günstig auf einem Speiseplan machen sich hochwertige Fette aus Pflanzenölen, Nüssen, Samen und fettreichem Seefisch. Dagegen sollten fettes Fleisch, Wurst, Speck, Schmalz und Butterschmalz wegen ihrer gesättigten Fettsäuren nur in geringen Mengen gegessen werden.

Wer sich an diese Empfehlungen hält, tut sich Gutes und nimmt reichlich von den empfehlenswerten Nähr- und Vitalstoffen auf.
Außerdem: Trinken Sie täglich mindestens 1,5 Liter Mineralwasser oder Kräuter- und Früchtetees.

Gesund kochen – so schonen Sie Nährstoffe

Bei »Low Carb« bilden Gemüse und Früchte das Fundament. Damit wir auch von ihren wertvollen und teils empfindlichen Vitalstoffen wie Vitaminen und Mineralstoffen profitieren, gibt es einiges zu beachten: Beim Kauf auf Frische achten. Gemüse und Obst so rasch wie möglich verbrauchen und nur kurzfristig lagern, besonders Blattgemüse, Salate und Beeren. Durch längeres Aufbewahren gehen wertvolle Inhaltsstoffe verloren.

Ebenso beim Waschen: Obst und Gemüse möglichst unzerkleinert in kaltem Wasser waschen. Warmes Wasser und zu langes Waschen laugt ebenfalls Nährstoffe aus. Kartoffeln, Möhren, Äpfel & Co. so dünn wie möglich schälen, nicht lange an der Luft liegen lassen und möglichst rasch essen, denn auch Luftsauerstoff zerstört Vitamine. Oft reicht nur gründliches Waschen, zum Beispiel bei Äpfeln und Möhren. In und direkt unter der Schale stecken die meisten Vital- und Ballaststoffe. Pellkartoffeln sind gesünder als Salzkartoffeln. Gemüse immer in wenig Flüssigkeit dünsten, damit das Wasser die Nährstoffe nicht ausschwemmt. Dämpfen ist Trend: Hier gart Gemüse optimal im Wasserdampf über kochendem Wasser. Das gilt auch für das Pfannenrühren im Wok: Gemüse ist in wenigen Minuten gar und bleibt wunderbar knackig. Wenn es schnell gehen muss, ist die Mikrowelle ideal.

Das Beste für den Vorrat

Täglich einkaufen kostet Zeit. Da lohnt sich ein Vorrat. Doch was gehört dort für Low Carb hinein?
Zur »Grundausstattung« zählen Öle: ein kalt gepresstes für Salatdressings und eines zum Kochen wie Olivenöl oder Rapsöl.
An Konserven sollten Tomaten, Bohnenkerne, Sauerkraut und sauer Eingelegtes nicht fehlen.
Als Trockenprodukte gehören Hülsenfrüchte, Vollkornreis und -nudeln sowie Vollkornmehl in den Schrank.
Ideal ist Tiefkühlkost wie Spinat, Brokkoli, Bohnen und Mischgemüse – und als Würze tiefgekühlte Kräuter. Fischfilets wie Lachs, Seelachs und Kabel-

jau, Meeresfrüchte oder Beeren und ein paar Sorten mageres Fleisch machen den eiskalten Vorrat komplett.

Im Kühlschrank halten sich Milchprodukte wie Naturjoghurt, Buttermilch, Quark, saure Sahne, Milch, fettarmer Käse, Parmesan sowie Butter frisch.

Paprikaschoten, Gurken, Möhren, Staudensellerie und Kohl bleiben im Gemüsefach des Kühlschranks einige Tage knackig. Tomaten und Äpfel lagern besser außerhalb des Kühlschranks. Und als Würze empfehlen sich Zwiebeln und Knoblauch.

Wegen ihrer gesunden Fette gehören auch Nüsse und Kerne wie Mandeln, Haselnüsse und Sonnenblumenkerne in den Vorrat. Sie werden rasch ranzig und sollten zügig verbraucht werden.

Kohlenhydrate sparen

Am Abend zu Hause oder beim auswärtigen Essen — greifen Sie zu den richtigen Kohlenhydraten. Hier für Sie eine kleine Austauschtabelle mit Ungeeignetem und Geeignetem:

Nein	Ja
Mettbrötchen	Vollkornbrot mit Gemüsesülze
Croissant	Vollkornbrötchen
fertiger Fruchtjoghurt	Naturjoghurt mit frischen Früchten
Cola, Limonade	Mineralwasser mit Zitrone
Lasagne	Vollkornpasta mit Gemüsesauce
Frikadellen	gebratenes Schnitzel
Currywurst mit Pommes	Hähnchenbrust mit Gemüse
Wiener Schnitzel	Schnitzel natur
Sahneeis	Rote Grütze
Kartoffelchips	Gemüsesticks

Fisch ist eine ideale Eiweißquelle, da er nicht nur leicht verdauliches, hochwertiges Eiweiß liefert, sondern auch sehr fettarm ist. Im Rezeptteil dieses Buches werden Sie viele raffinierte Ideen für die Zubereitung von Fisch entdecken.

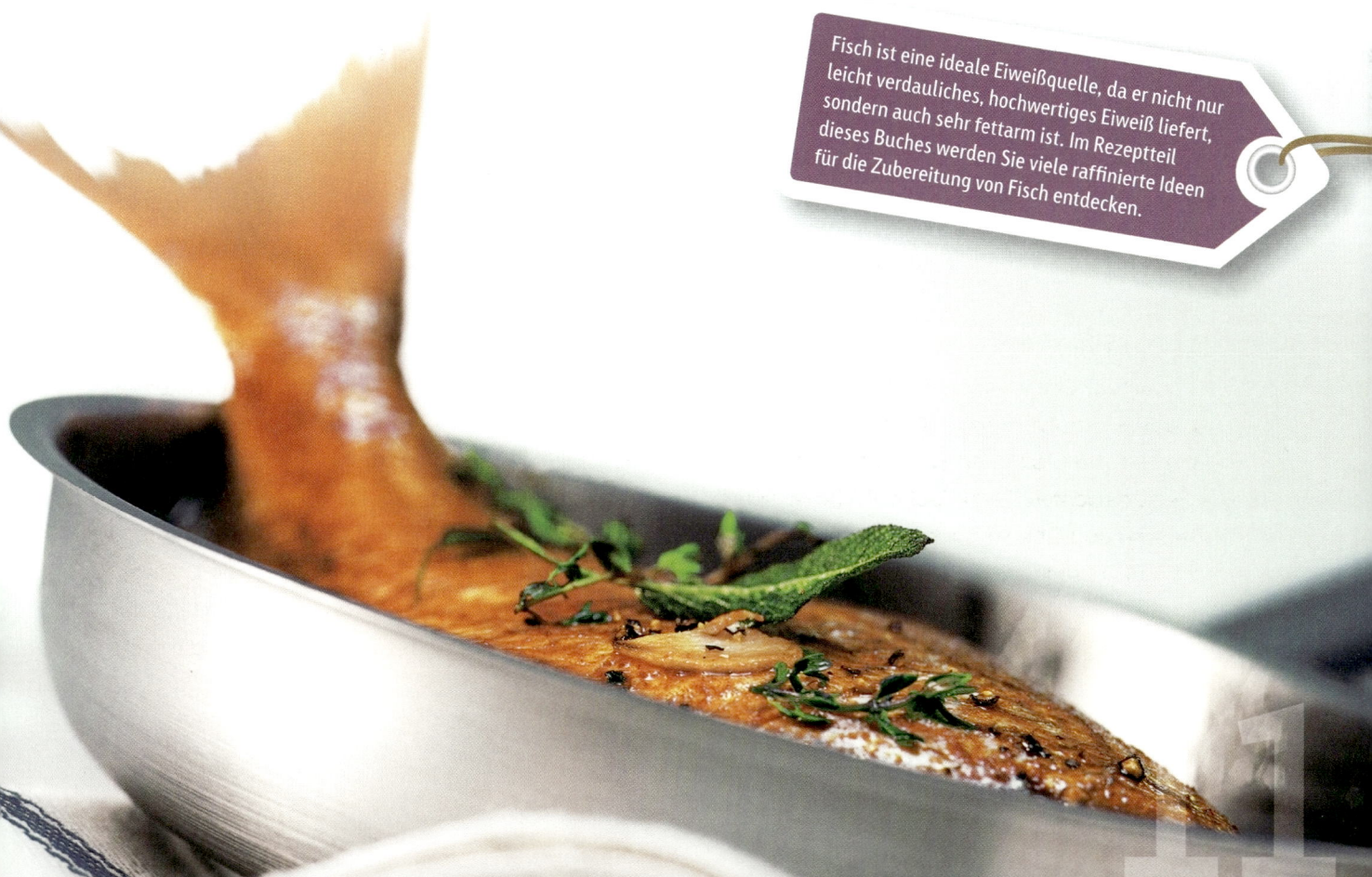

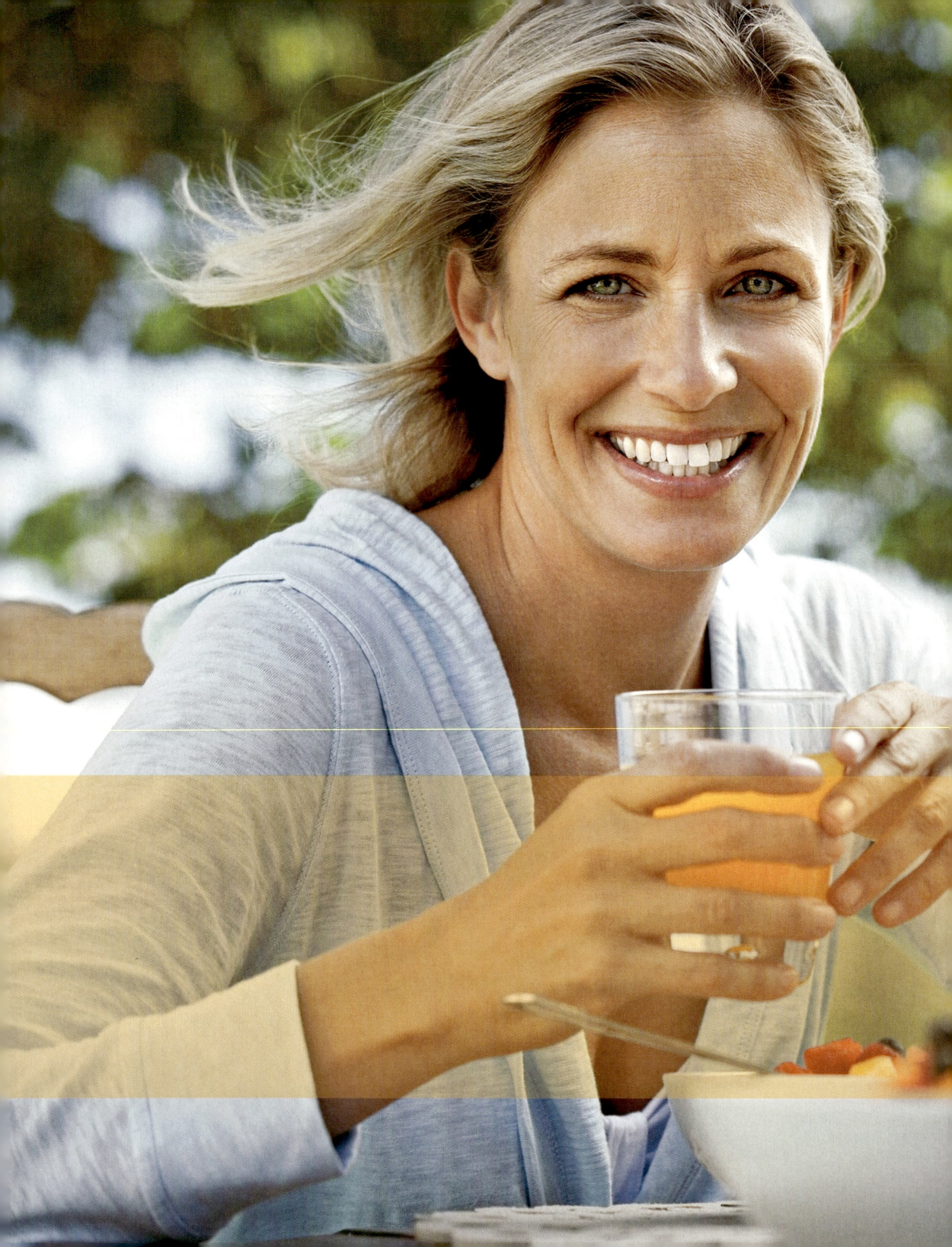

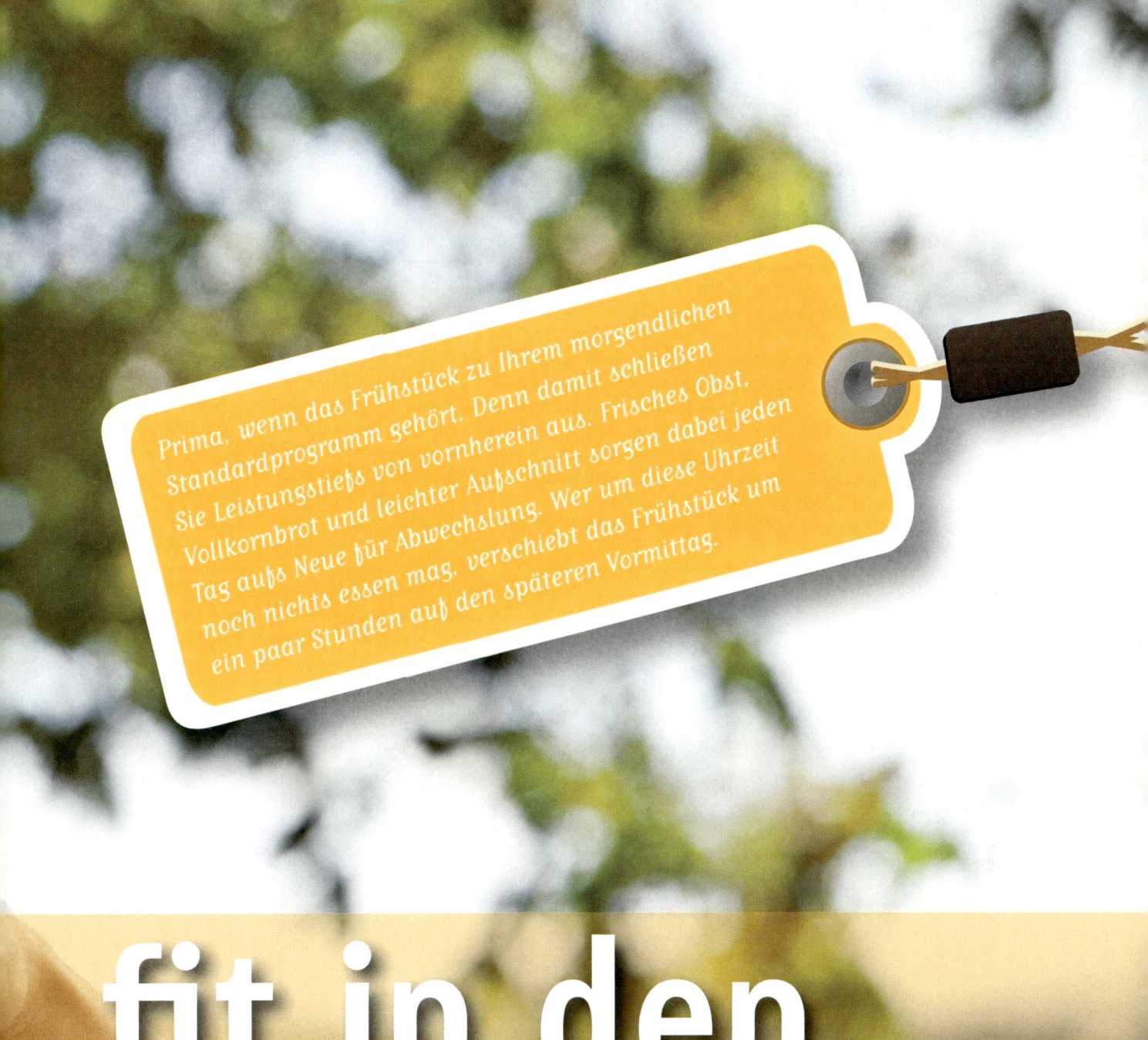

Prima, wenn das Frühstück zu Ihrem morgendlichen Standardprogramm gehört. Denn damit schließen Sie Leistungstiefs von vornherein aus. Frisches Obst, Vollkornbrot und leichter Aufschnitt sorgen dabei jeden Tag aufs Neue für Abwechslung. Wer um diese Uhrzeit noch nichts essen mag, verschiebt das Frühstück um ein paar Stunden auf den späteren Vormittag.

fit in den tag starten

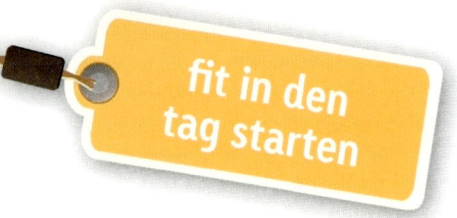
kokosjoghurt
exotisch

für 2 Portionen

1 EL Kokosraspel
1 reife Papaya (300 g)
1 rosa Grapefruit
1/4 Cantaloupe-Melone
  (ca. 250 g)
1 Limette
300 g Vollmilchjoghurt
100 g Dickmilch (1,5 % Fett)
50 ml ungesüßte
  Kokosmilch (aus der Dose)
2 TL Honig

Zubereitungszeit: 25 Minuten

1 Die Kokosraspel in einer beschichteten Pfanne ohne Fett goldbraun rösten. Herausnehmen und auskühlen lassen.

2 Die Papaya halbieren, entkernen, schälen und in Streifen schneiden. Die Grapefruit dick schälen, dabei die weiße Haut mit entfernen. Grapefruit erst in dicke Scheiben, dann in Stücke schneiden. Die Melone entkernen, schälen und würfeln.

3 Die Limette heiß waschen, abtrocknen und die Hälfte der Schale fein abreiben. Limette halbieren und auspressen. Limettensaft und -schale mit den vorbereiteten Früchten mischen.

4 Joghurt, Dickmilch, Kokosmilch und Honig verrühren und in zwei Schälchen füllen. Die Früchte darauf anrichten und mit den gerösteten Kokosraspeln bestreuen.

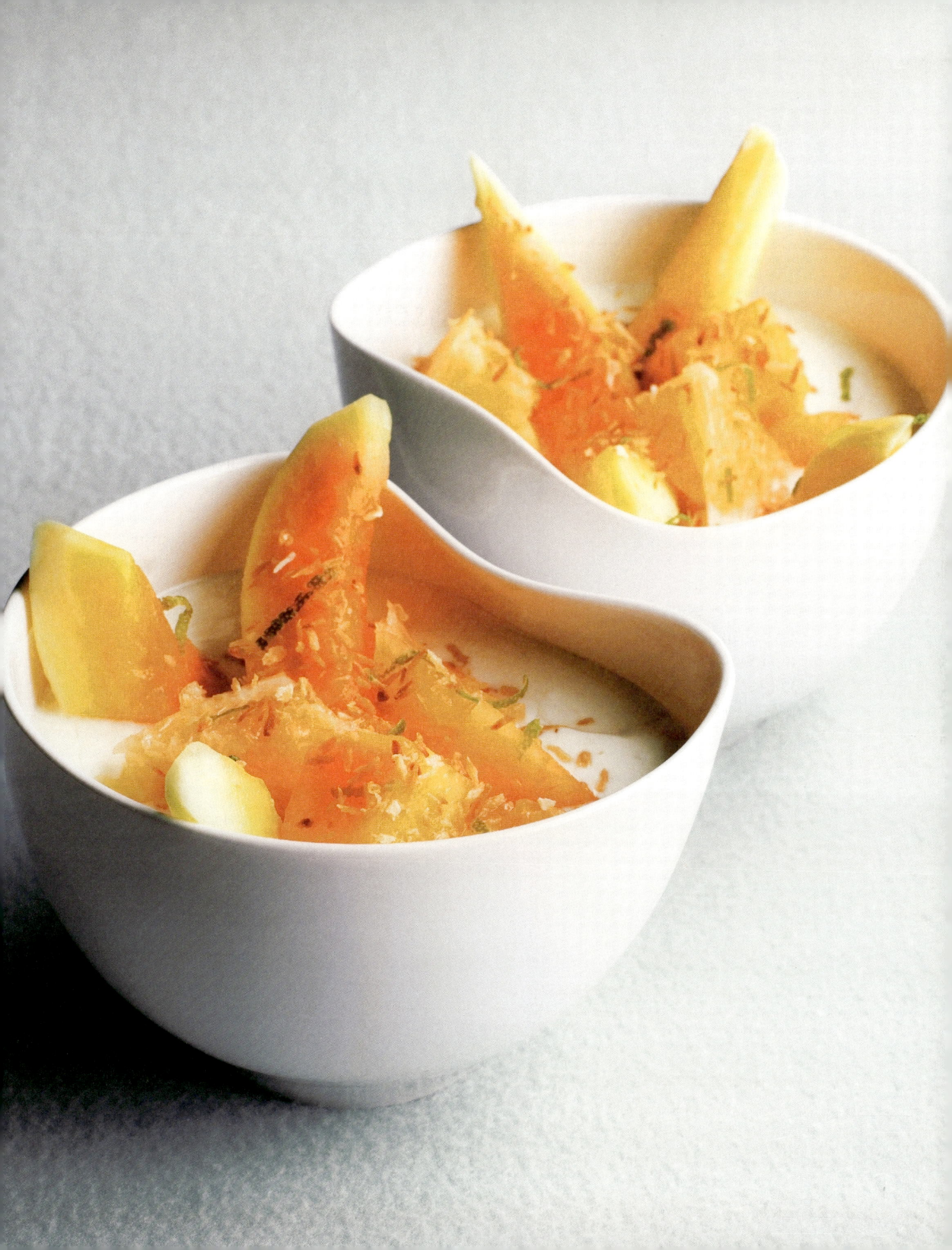

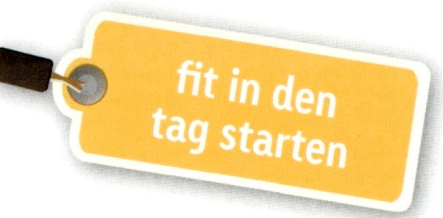

forellencreme

auf Vollkornbrot

für 2 Portionen

100 g geräuchertes Forellenfilet
100 g Frischkäse (5 % Fett absolut)
2 TL Meerrettich (aus dem Glas)
Salz
Pfeffer
1 Frühlingszwiebel (30 g)
2 Salatblätter, z. B. Lollo bionda
200 g Cocktailtomaten
2 Scheiben Vollkornbrot (à 40 g)

Zubereitungszeit: 20 Minuten

1 Das Forellenfilet mit einer Gabel in Stücke zupfen, mit dem Frischkäse in einen hohen Rührbecher geben und pürieren. Den Meerrettich unterrühren. Mit Salz und Pfeffer abschmecken.

2 Die Frühlingszwiebel putzen, waschen und in Ringe schneiden. Die Salatblätter putzen, waschen und trockenschütteln. Die Tomaten waschen und halbieren.

3 Den Salat auf zwei Teller legen. Die Forellencreme daraufgeben und mit den Frühlingszwiebelringen bestreuen. Die Tomaten dazulegen und nach Bedarf salzen und pfeffern. Mit Vollkornbrot servieren.

Tipp: Achten Sie beim Einkauf auf das Etikett und greifen Sie möglichst nicht bei Sahnemeerrettich, sondern bei einfachem, tafelfertigem Meerrettich (aus dem Glas) zu.

obatzter

auf leichte Art

für 2 Portionen

125 g reifer Camembert,
  z. B. Fit & Leicht + Calcium
  (9 % Fett absolut)
20 g Halbfettbutter
1 Zwiebel
Salz
Pfeffer
edelsüßes Paprikapulver
Kümmel
1 Bund Radieschen
1/2 Bund Schnittlauch
2 Scheiben Vollkornbrot (à 50 g)

Zubereitungszeit: 20 Minuten

1 Den Camembert in Stücke schneiden. Camembert und Butter auf einem Teller mit einer Gabel fein zerdrücken. Die Zwiebel abziehen und fein würfeln. Zwiebelwürfel unter die Käsemasse rühren und diese mit Salz, Pfeffer, Paprikapulver und Kümmel abschmecken.

2 Die Radieschen waschen, putzen und in Scheiben oder Viertel schneiden. Den Schnittlauch waschen, trockenschütteln und in feine Röllchen schneiden.

3 Das Brot mit dem Obatzten bestreichen und mit Schnittlauch bestreuen. Die Radieschen dazu reichen.

Tipp: Obatzter lässt sich wunderbar in einem verschließbaren Gefäß mitnehmen und ist damit ideal für den Mittagsimbiss im Büro oder für ein Picknick am Wochenende.

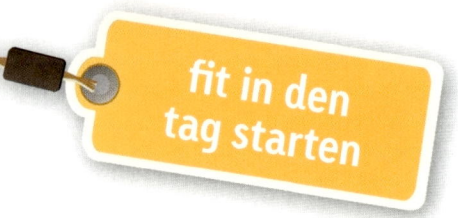

starke türmchen

mit Ei und Gemüse

für 2 Portionen

2 Eier
1/4 Bund Schnittlauch
1 EL Magerquark (20 g)
1 EL leichte Salatcreme
   (20 g; 15 % Fett)
1 TL Tomatenmark
Salz
Pfeffer
Cayennepfeffer
2 Tomaten
2 Scheiben Schnittkäse
   (à 15 g; 5 % Fett absolut)
2 Scheiben Hafervollkornbrot
   balance (à 50 g)

Zubereitungszeit: 20 Minuten

1 Die Eier in Wasser in etwa 10 Minuten hart kochen. Anschließend kalt abschrecken und pellen.

2 Den Schnittlauch waschen, trockenschütteln und in feine Röllchen schneiden. Quark, Salatcreme, Tomatenmark und Schnittlauch, bis auf einige Röllchen zum Bestreuen, verrühren. Mit Salz, Pfeffer und Cayennepfeffer abschmecken.

3 Die Tomaten waschen, putzen und in Scheiben schneiden. Die Käsescheiben halbieren. Die Eier in je 4 Scheiben schneiden. Die Brotscheiben mit Quarkcreme bestreichen und jeweils vierteln. Mit je 1 Tomaten-, Käse- und Eischeibe belegen. Mit dem restlichen Schnittlauch und etwas Pfeffer bestreuen.

Tipp: Hafervollkornbrot enthält viele Ballaststoffe, die sich positiv auf den Cholesterinspiegel auswirken und die Verdauung anregen. Wichtig: Wer viele Ballaststoffe isst, sollte mindestens 1,5 Liter am Tag trinken.

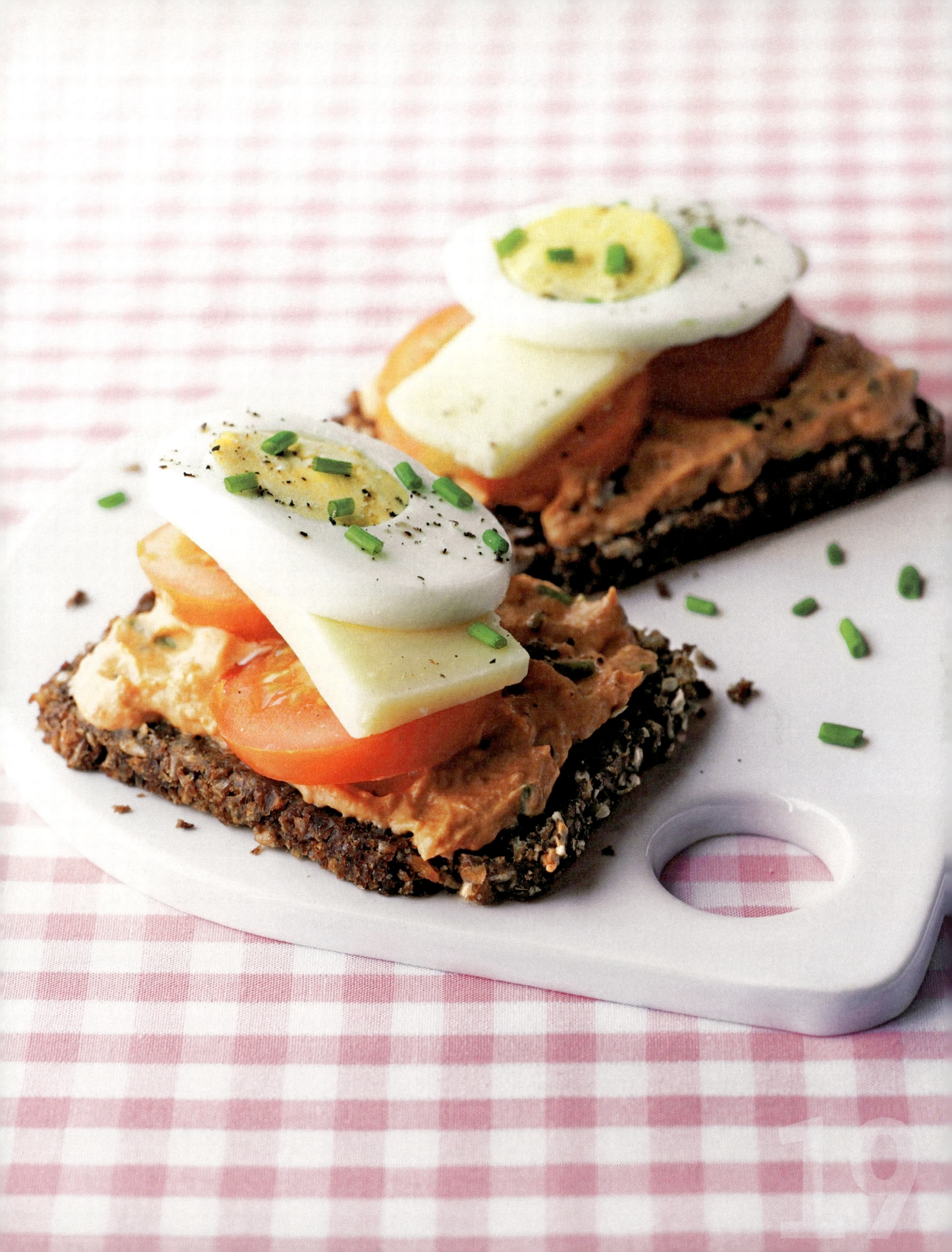

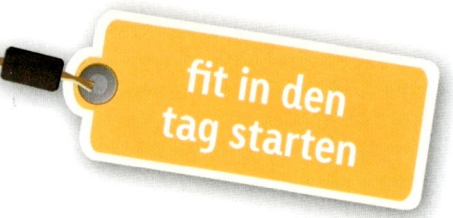
spiegeleier

auf Paprika-Pilz-Gemüse

für 2 Portionen

1 rote Zwiebel
250 g Champignons
je 1 rote und gelbe Paprikaschote (à 200 g)
1 EL Olivenöl
3 Zweige Thymian
Salz
Pfeffer
edelsüßes Paprikapulver
4 Eier

Zubereitungszeit: 30 Minuten

1 Die Zwiebel abziehen und in Streifen schneiden. Die Champignons putzen, mit einem feuchten Küchenpapier abreiben und in Scheiben schneiden. Die Paprikaschoten waschen, von Kernen und Trennhäuten befreien und in dünne Streifen schneiden.

2 Das Olivenöl in einer beschichteten Pfanne erhitzen. Die Zwiebel darin anbraten. Champignons und Paprikaschoten zufügen und etwa 5 Minuten unter Rühren braten.

3 Den Thymian waschen, trockenschütteln und hacken. Das Gemüse mit Thymian, Salz, Pfeffer und Paprikapulver würzen. Mit einem Löffel vier Mulden in das Gemüse drücken. Die Eier einzeln aufschlagen und 1 Ei in jede Mulde geben. Die Eier zugedeckt in 5 Minuten stocken lassen.

vollkornbrötchen

herzhaft gefüllt

für 2 Portionen

2 Vollkornbrötchen (à 50 g)
1 kleine Zwiebel
1 rote Paprikaschote (170 g)
200 g Rinderhackfleisch
40 g Magerquark
1 TL mittelscharfer Senf
Salz
Pfeffer
edelsüßes Paprikapulver
4 Scheiben Mozzarella
  (50 g; 30 % Fett i. Tr.)
etwas Petersilie

Zubereitungszeit: 15 Minuten
Backzeit: 15 Minuten

1 Die Brötchen waagerecht halbieren. Das weiche Innere herauslösen und in wenig Wasser einweichen.

2 Die Zwiebel abziehen und fein würfeln. Die Paprikaschote waschen, von Kernen und Trennhäuten befreien und in feine Würfel schneiden. Den Backofen auf 200 °C (Umluft: 180 °C, Gas: Stufe 3–4) vorheizen.

3 Das Brötcheninnere ausdrücken. Mit Hackfleisch, Quark, Senf, Paprikawürfeln und Zwiebel verkneten. Mit Salz, Pfeffer und Paprikapulver würzen. Die Masse in den Brötchenhälften verteilen und mit jeweils 1 Mozzarellascheibe belegen. Etwa 15 Minuten im Ofen backen und mit Petersilie bestreut servieren.

Tipp: Da Hackfleisch leicht verderblich ist, sollten Sie es spätestens am folgenden Tag nach dem Einkauf verarbeiten. Bis zur Zubereitung das Fleisch gut verpackt im Kühlschrank aufbewahren.

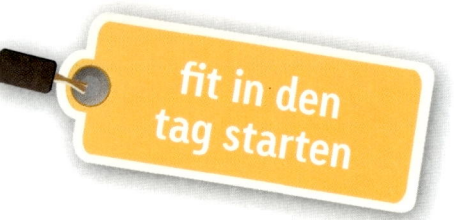
feine röllchen

mit Räucherlachs

für 2 Portionen

40 g Frischkäse
  (5 % Fett absolut)
Salz
Pfeffer
Currypulver
1 Stück Salatgurke (150 g)
1/2 Bund Dill
150 g Räucherlachs
  (in Scheiben)
2 Scheiben Vollkornbrot (à 40 g)

Zubereitungszeit: 20 Minuten

1 Den Frischkäse in einer kleinen Schüssel cremig rühren und mit Salz, Pfeffer und Currypulver abschmecken.

2 Die Gurke waschen, schälen und längs halbieren. Die Kerne mit einem Teelöffel herausschaben. Die Gurke grob raspeln. Den Dill waschen, trockenschütteln und fein schneiden.

3 Die Räucherlachsscheiben einzeln auf jeweils ein Stück Frischhaltefolie legen und mit der Frischkäsecreme bestreichen. Mit Gurkenraspeln und Dill bestreuen und jeweils mithilfe der Folie aufrollen. Vorsichtig aus der Folie lösen und auf einem Teller anrichten. Vollkornbrot nach Belieben im Toaster rösten und zu den Räucherlachsröllchen reichen.

Tipp: Bei Käse kann man durch die richtige Auswahl viel Fett einsparen. Frischkäse mit einem absoluten Fettgehalt von 5 Prozent hat im Vergleich zu Doppelrahmfrischkäse pro 100 Gramm rund 26 Gramm weniger Fett.

22

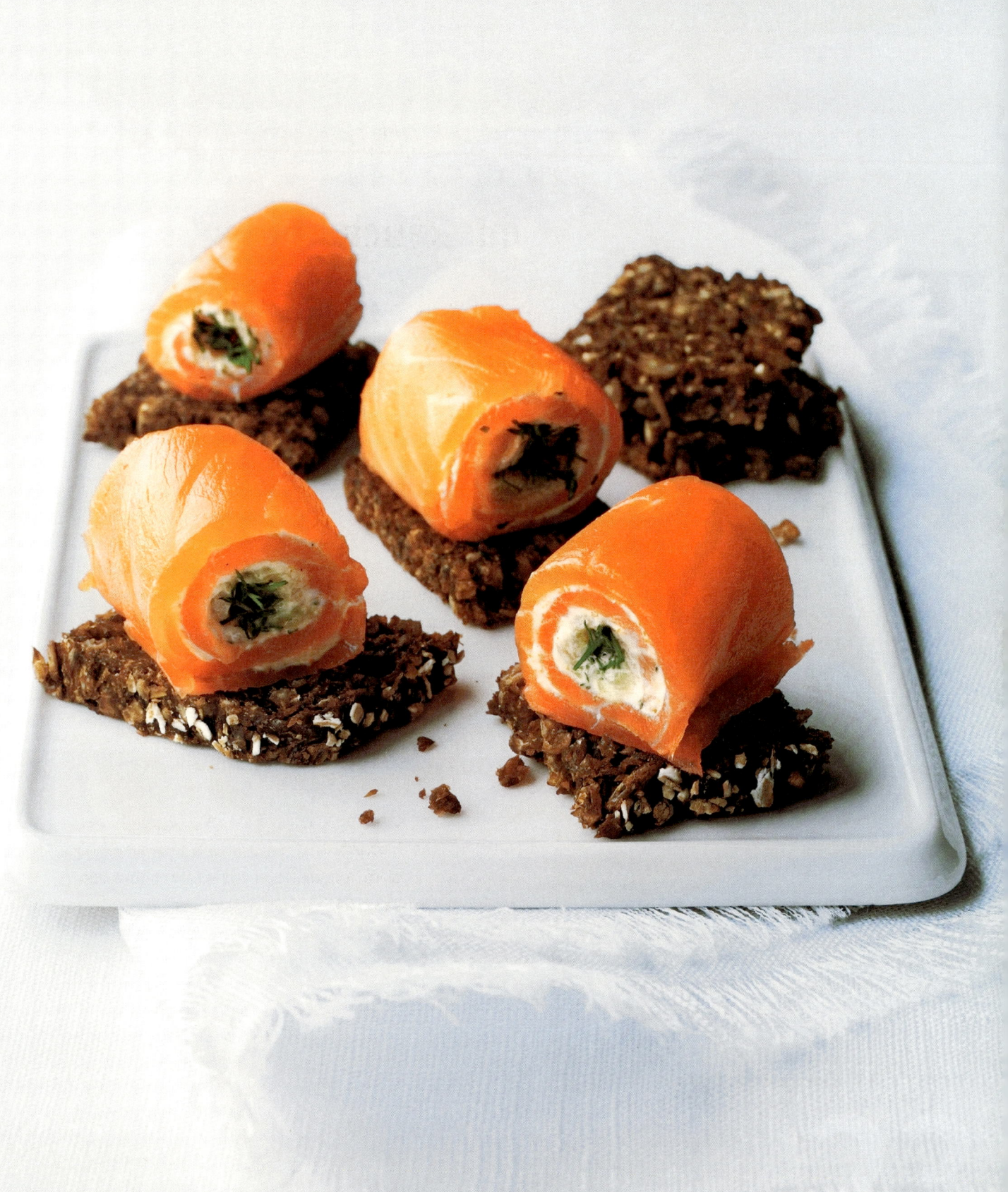

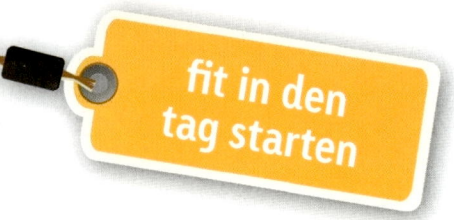
gazpacho-drink

aus frischem Gemüse

für 2 Portionen

1 kleine Knoblauchzehe
1 Stück Salatgurke (100 g)
1 kleine rote Paprika-
   schote (120 g)
400 ml Tomatensaft
1 TL Olivenöl
1 Prise Kreuzkümmel
Salz
Pfeffer

Zubereitungszeit: 15 Minuten

1 Den Knoblauch abziehen und durch die Presse drücken. Die Gurke waschen, schälen und in feine Würfel schneiden. Die Paprikaschote waschen, von Kernen und Trennhäuten befreien und ebenfalls fein würfeln. 2 Teelöffel Gemüsewürfel zum Bestreuen beiseitelegen.

2 Tomatensaft, Gemüsewürfel und Olivenöl in einem Standmixer pürieren. Mit Kreuzkümmel, Salz und Pfeffer abschmecken und in Gläser füllen. Mit den restlichen Gemüsewürfeln bestreuen.

Variante: Den Gazpacho können Sie auch als kalte Vorspeise bei einem sommerlichen Menü servieren. Verwenden Sie dann statt Tomatensaft eine große Dose geschälte Tomaten einschließlich Saft, so wird der Gazpacho etwas sämiger.

Tipp: Statt im Standmixer lässt sich der Gazpacho-Drink auch in einem hohen Rührbecher mit dem Pürierstab pürieren. Achtung: Es spritzt leicht!

kräuter-lassi

mit Kerbel und Schnittlauch

für 2 Portionen

1/2 Bund Kerbel
1/4 Bund Schnittlauch
250 g Magermilchjoghurt
250 ml Mineralwasser mit
  Kohlensäure
1 TL Zitronensaft
Salz
Cayennepfeffer

Zubereitungszeit: 10 Minuten

1 Kerbel und Schnittlauch waschen und trockenschütteln. Die Kerbelblättchen abzupfen und grob hacken. Den Schnittlauch in feine Röllchen schneiden. Einige Kräuter zum Bestreuen beiseitelegen.

2 Joghurt, Mineralwasser und Kräuter in einen Standmixer geben und gut durchmixen. Mit Zitronensaft, Salz und Cayennepfeffer würzen. Das Lassi in zwei Gläser füllen und mit den restlichen Kräutern bestreut sofort servieren.

Tipp: Joghurt, Mineralwasser und Kräuter nur kurz im Standmixer durchmixen, damit die Kohlensäure nicht entweicht und das Lassi schön luftig und schaumig bleibt.

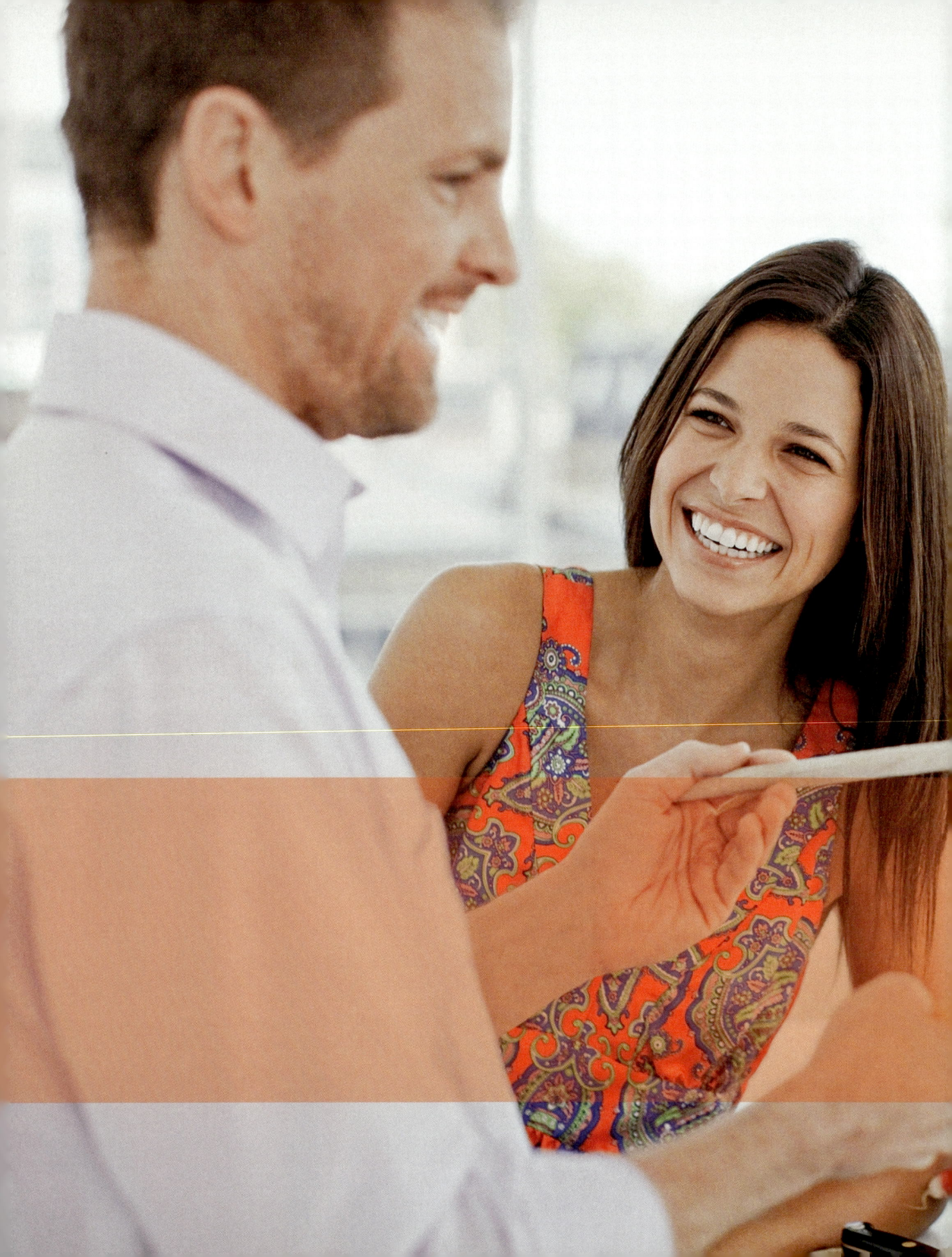

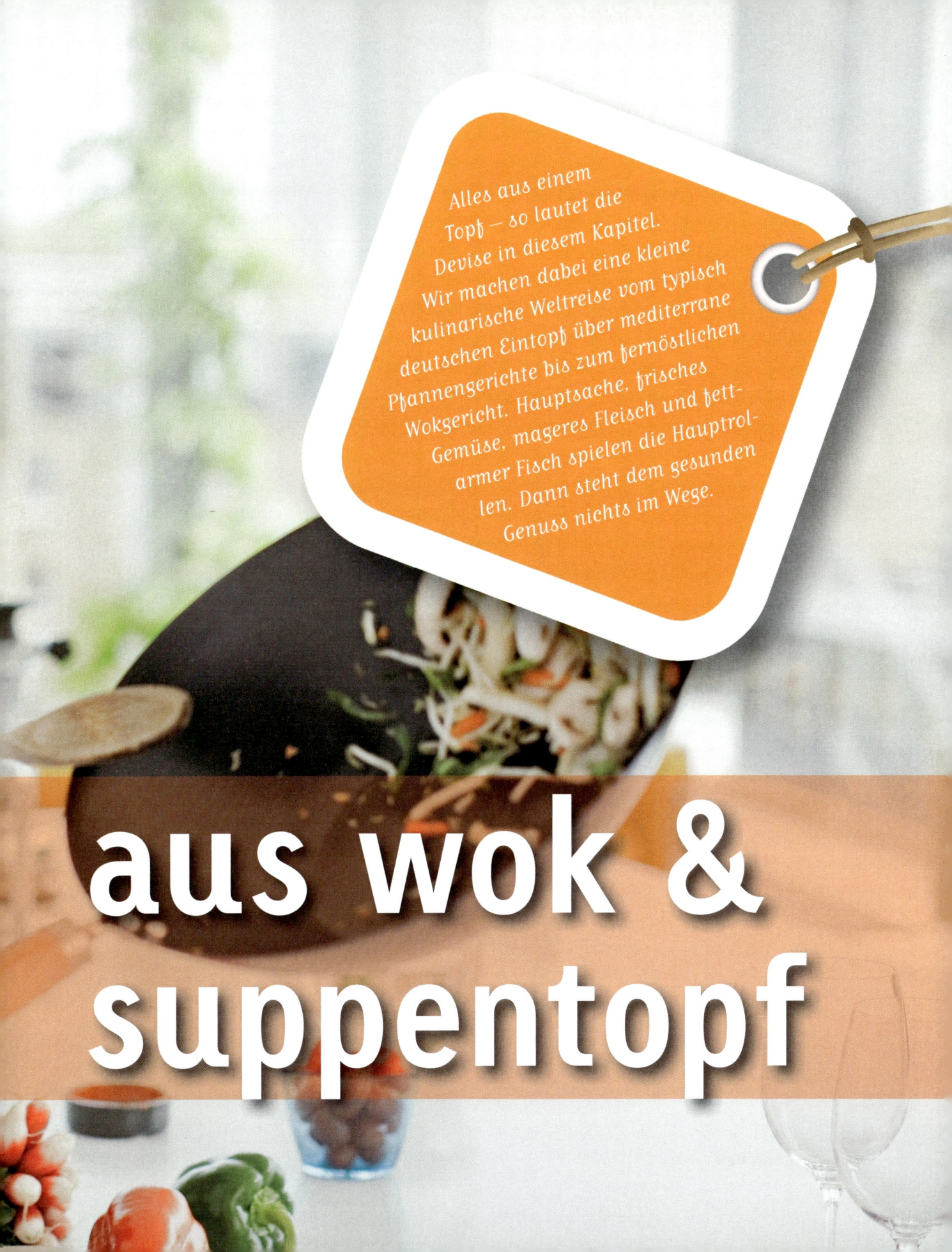

Alles aus einem Topf — so lautet die Devise in diesem Kapitel. Wir machen dabei eine kleine kulinarische Weltreise vom typisch deutschen Eintopf über mediterrane Pfannengerichte bis zum fernöstlichen Wokgericht. Hauptsache, frisches Gemüse, mageres Fleisch und fettarmer Fisch spielen die Hauptrollen. Dann steht dem gesunden Genuss nichts im Wege.

aus wok & suppentopf

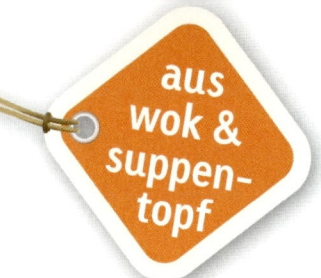
blumenkohlsuppe

mit Meerrettich

für 2 Portionen

2 Zwiebeln
1 kleiner Blumenkohl (750 g)
1 EL Olivenöl
600 ml Gemüsebrühe
Salz
Pfeffer
1 EL geschälte Sesamsamen
1/2 Scheibe Pumpernickel (25 g)
3 Frühlingszwiebeln (100 g)
30 g Radieschensprossen
3 TL Meerrettich (aus dem Glas)
geriebene Muskatnuss
100 g Crème balance
 flüssig (7,5 % Fett)

Zubereitungszeit: 35 Minuten

1 Die Zwiebeln abziehen und fein würfeln. Den Blumenkohl putzen, waschen und in kleine Röschen teilen. Das Öl in einem Topf erhitzen und die Zwiebeln darin anbraten. Blumenkohl zufügen und kurz mit anbraten. Mit Brühe ablöschen und aufkochen. Mit Salz und Pfeffer würzen und zugedeckt 15 Minuten leise kochen lassen.

2 Die Sesamsamen in einer beschichteten Pfanne ohne Fett rösten. Herausnehmen und auskühlen lassen. Den Pumpernickel in feine Würfel schneiden und ebenfalls ohne Fett in der Pfanne rösten.

3 Die Frühlingszwiebeln putzen, waschen und in feine Ringe schneiden. Die Sprossen waschen und gut abtropfen lassen.

4 Einige Blumenkohlröschen mit einer Schaumkelle aus der Brühe heben. Übrigen Blumenkohl in der Brühe pürieren. Mit Meerrettich, Muskat, Salz und Pfeffer abschmecken. Die Crème balance einrühren. Die Suppe anrichten und mit Frühlingszwiebelringen, Radieschensprossen, Sesamsamen und Pumpernickelwürfeln bestreuen. Mit Blumenkohlröschen garniert servieren.

Tipp: Crème balance ist eine sinnvolle Alternative zu Sahne, die mit 30 Prozent Fett das Vierfache an Fett enthält. Geschmacklich macht dies keinen großen Unterschied.

gemüsesuppe

auf italienische Art

für 2 Portionen

1 kleine Fenchelknolle (150 g)
2 Möhren (100 g)
1 Knoblauchzehe
2 EL Olivenöl
600 ml Gemüsebrühe
40 g Vollkornnudeln (Spiralen)
100 g Brechbohnen (tiefgekühlt)
Salz
Pfeffer
1 Zucchino (175 g)
1/2 Bund Basilikum
20 g Grana Padano (am Stück)
2 TL Pesto rosso (aus dem Glas)

Zubereitungszeit: 45 Minuten

1 Den Fenchel waschen, putzen und in Streifen schneiden, das zarte Grün beiseitelegen. Die Möhren schälen, putzen und in Scheiben schneiden. Den Knoblauch abziehen und durch die Presse drücken.

2 Das Olivenöl in einem Topf erhitzen und den Knoblauch darin anbraten. Fenchel und Möhren zugeben. Mit der Brühe ablöschen und aufkochen. Nudeln und Bohnen zufügen, die Suppe mit Salz und Pfeffer würzen und zugedeckt 10 Minuten kochen.

3 Den Zucchino waschen, putzen und würfeln. Die Würfel in die Suppe geben und weitere 5 Minuten kochen.

4 Basilikum und Fenchelgrün waschen, trockenschütteln und die Blättchen hacken. Den Käse mit einem Sparschäler in Hobel schneiden. Die Suppe mit Salz und Pfeffer abschmecken und anrichten. Jeweils 1 Teelöffel Pesto daraufgeben und mit Basilikum, Fenchelgrün und Käse bestreuen.

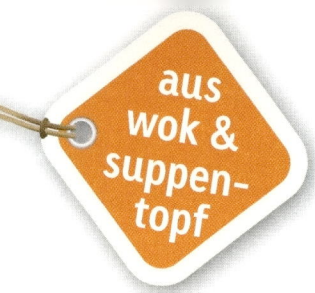

tomatensuppe
mediterran

für 2 Portionen

2 Schalotten

2 Knoblauchzehen

1 Stange Staudensellerie (50 g)

2 EL Olivenöl

1 Dose Tomaten (800 g)

100 ml Gemüsebrühe

Salz

Pfeffer

1 EL Pinienkerne

100 g Frischkäse
  (5 % Fett absolut)

3 Stängel Basilikum

1 EL Aceto balsamico

1 TL Honig

1 TL Pesto (aus dem Glas)

Zubereitungszeit: 30 Minuten

1 Die Schalotten und den Knoblauch abziehen und würfeln. Den Sellerie waschen, putzen und ebenfalls würfeln. Das Öl in einem Topf erhitzen und Schalotten, Knoblauch und Sellerie darin 10 Minuten anbraten. Mit Tomaten und Brühe ablöschen, aufkochen und mit Salz und Pfeffer würzen. Die Suppe 10 Minuten zugedeckt bei mittlerer Hitze kochen. Mit dem Schneidstab pürieren.

2 Die Pinienkerne in einer Pfanne ohne Fett rösten, herausnehmen und hacken. Frischkäse und Pinienkerne verrühren und daraus mit zwei angefeuchteten Teelöffeln Nocken formen. Das Basilikum waschen, trockenschütteln und die Blättchen hacken.

3 Die Suppe mit Salz, Pfeffer, Essig und Honig abschmecken und anrichten. Die Käseklößchen und das Pesto darauf verteilen und die Suppe mit Basilikum bestreuen.

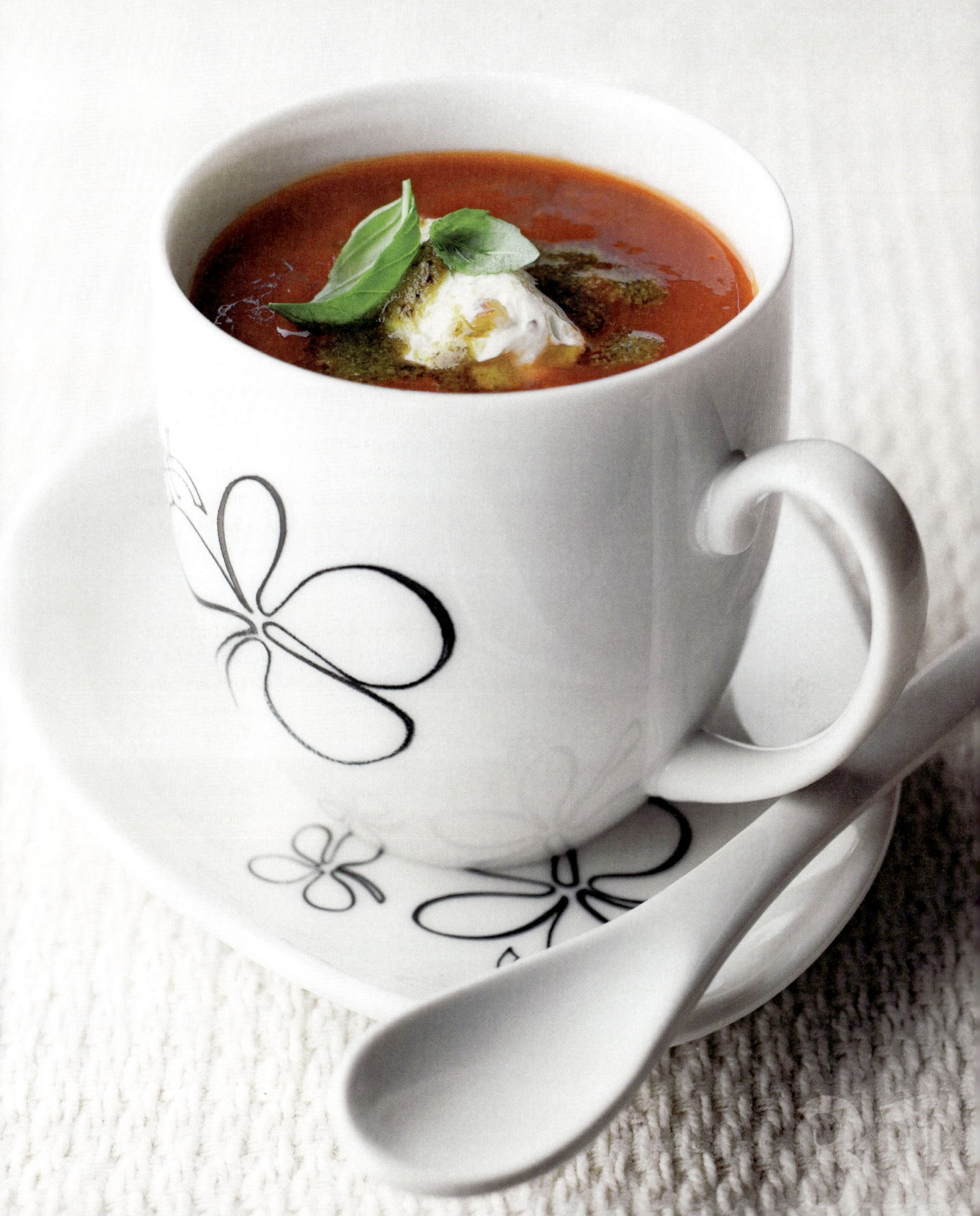

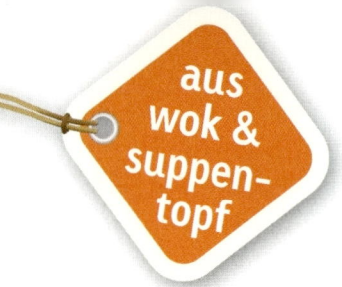

rote-bete-suppe

mit Chinakohl

für 2 Portionen

1 rote Zwiebel

2 EL Olivenöl

600 ml Gemüsebrühe

50 g rote Linsen

Salz

Pfeffer

1 TL Fenchelsamen

250 g gegarte Rote Bete
  (aus dem Frischepack)

300 g Chinakohl

1/2 Bund Schnittlauch

1 Stück frischer
  Meerrettich (30 g)

4 Scheiben Roastbeef-Aufschnitt

Zubereitungszeit: 45 Minuten

1 Die Zwiebel abziehen und in Streifen schneiden. Das Olivenöl in einem Topf erhitzen und die Zwiebel darin anbraten. Mit der Brühe ablöschen und aufkochen. Die Linsen zufügen und mit Salz, Pfeffer und Fenchelsamen würzen. Zugedeckt 7 Minuten kochen.

2 Die Rote Bete in kleine Würfel schneiden. Den Chinakohl waschen, putzen und in feine Streifen schneiden. Chinakohl und Rote Bete in die Suppe geben und weitere 5 Minuten kochen.

3 Den Schnittlauch waschen, trockenschütteln und in Röllchen schneiden. Den Meerrettich schälen und grob raspeln. Den Roastbeef-Aufschnitt zu Röllchen formen und in zwei Suppenteller legen. Die Suppe mit Salz und Pfeffer abschmecken und in die Teller füllen. Mit Schnittlauch und Meerrettich bestreuen.

fischsuppe
asiatisch

für 2 Portionen

250 g Pangasiusfilet
1 EL Limettensaft
1 Zwiebel
1 Knoblauchzehe
1/2 Stängel Zitronengras
1 rote Chilischote
150 g Zuckerschoten
200 g Möhren
1 EL Olivenöl
200 ml ungesüßte Kokosmilch
  (aus der Dose)
400 ml Gemüsebrühe
Salz
Pfeffer

Zubereitungszeit: 45 Minuten

1 Das Fischfilet kalt abspülen, trockentupfen und in mundgerechte Stücke schneiden. Mit Limettensaft beträufeln.

2 Zwiebel und Knoblauch abziehen. Die Zwiebel grob würfeln, den Knoblauch in Scheiben schneiden. Das Zitronengras waschen und flach klopfen. Die Chilischote waschen, entkernen und hacken. Die Zuckerschoten waschen, putzen und schräg in Streifen schneiden. Die Möhren waschen, schälen und in feine Stifte schneiden.

3 Das Olivenöl in einem Topf erhitzen. Zwiebel und Knoblauch darin anbraten. Zitronengras und Chilischote zufügen. Zuckerschoten und Möhren kurz mitbraten. Mit Kokosmilch und Brühe ablöschen und aufkochen. Mit Salz und Pfeffer würzen und die Suppe zugedeckt etwa 5 Minuten leise kochen lassen.

4 Den Fisch zufügen und weitere 5 Minuten garen. Das Zitronengras entfernen und die Suppe nochmals abschmecken.

Tipp: Zitronengras ist im asiatischen Lebensmittelladen erhältlich. Damit sich das frische Aroma des Zitronengrases am besten entfalten kann, wird der feste Stängel vor dem Garen etwas flach geklopft.

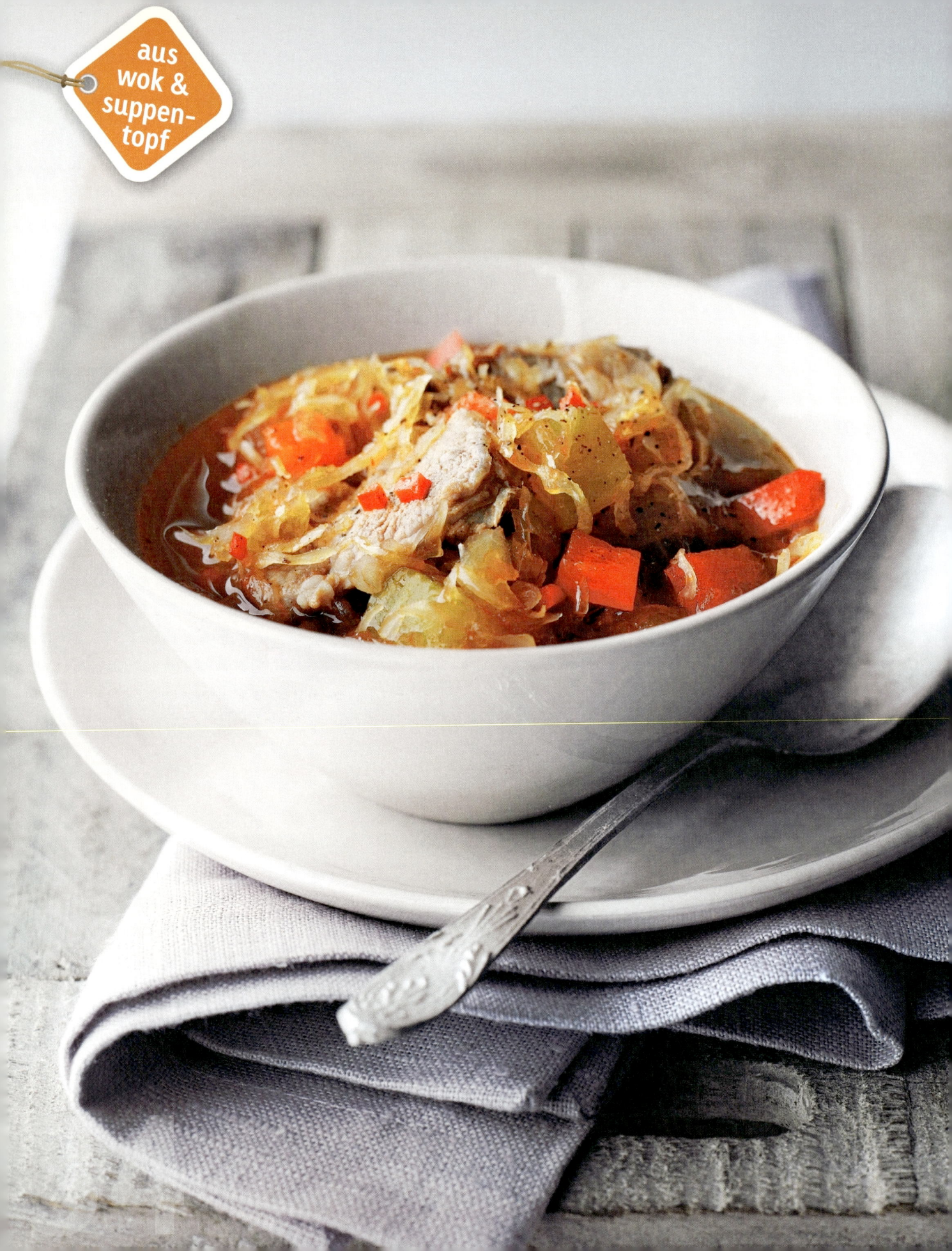

krautsuppe
fruchtig mit Mango

für 2 Portionen

1 Knoblauchzehe
250 g Schweinefilet
3 TL Paprikapaste (aus der Tube)
Salz
Pfeffer
1 rote Chilischote
1 rote Paprikaschote (175 g)
1 Mango (500 g)
2 EL Sojaöl
600 ml Gemüsebrühe
200 g frisches Sauerkraut
1 TL Honig
gemahlene Kurkuma

Zubereitungszeit: 40 Minuten

1 Den Knoblauch abziehen und durch die Presse drücken. Das Schweinefilet kalt abspülen, mit Küchenpapier trockentupfen und in Scheiben schneiden. Mit Knoblauch, 2 Teelöffeln Paprikapaste, Salz und Pfeffer mischen.

2 Die Chilischote waschen, entkernen und hacken. Die Paprikaschote waschen, von Kernen und Trennhäuten befreien und würfeln. Die Mango schälen, das Fruchtfleisch vom Kern schneiden und ebenfalls würfeln.

3 Das Sojaöl in einem Topf erhitzen, das Schweinefilet darin unter Rühren scharf anbraten und herausnehmen. Chilischote, Paprikaschote und Mango im Bratöl andünsten. Mit Brühe ablöschen und aufkochen. Mit Salz und Pfeffer würzen und zugedeckt 5 Minuten kochen.

4 Das Sauerkraut in die Suppe geben und weitere 5 Minuten kochen. Das Fleisch in die Suppe geben und darin erhitzen. Die Suppe mit Salz, Pfeffer, 1 Teelöffel Paprikapaste, Honig und Kurkuma abschmecken.

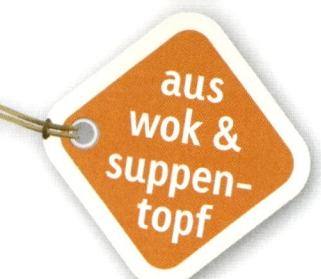
limettensuppe

mit Huhn

für 2 Portionen

400 g Porree
1 Zwiebel
1 Limette
2 Hähnchenfilets (300 g)
Salz
Pfeffer
1 EL Olivenöl
600 ml Hühnerbrühe
2 Kaffirlimettenblätter
1/2 Bund glatte Petersilie
1 Apfel (150 g)
1/2 TL gemahlener Koriander

Zubereitungszeit: 45 Minuten

1 Den Porree putzen, waschen und in Ringe schneiden. Die Zwiebel abziehen und fein würfeln. Die Limette heiß waschen, trockenreiben und die Schale dünn abschälen.

2 Die Hähnchenfilets kalt abspülen, trockentupfen und mit Salz und Pfeffer würzen. Das Öl in einem Topf erhitzen, die Hähnchenfilets darin rundherum anbraten und herausnehmen. Die Zwiebel im Bratöl anbraten. Den Porree zufügen und anbraten. Das Fleisch wieder zufügen, mit Hühnerbrühe ablöschen und aufkochen. Die Kaffirlimettenblätter waschen und zufügen. Alles mit Salz und Pfeffer würzen und zugedeckt 15 Minuten leise kochen lassen.

3 Die Petersilie waschen, trockenschütteln und die Blättchen hacken. Die Limette halbieren und auspressen. Den Apfel waschen, vierteln, entkernen und in Spalten schneiden. Mit 1 Esslöffel Limettensaft beträufeln. Den Apfel nach 12 Minuten in die Suppe geben und mitgaren.

4 Hähnchenfilets und Kaffirlimettenblätter aus der Suppe nehmen. Die Suppe mit Salz, Pfeffer, Koriander und Limettenschale abschmecken. Die Hähnchenfilets in Scheiben schneiden und mit der Suppe anrichten. Mit Petersilie bestreut servieren.

Tipp: Kaffirlimettenblätter sind nicht zum Essen geeignet, aber sie geben jedem Essen durchs Mitgaren ein frisches, zitroniges Aroma. Die Blätter sind im Asialaden erhältlich.

36

chinasuppe

auf feurige Art

für 2 Portionen

5 g Mu-Err-Pilze
120 g küchenfertige Garnelen
1 Stück frischer Ingwer (20 g)
5-Gewürze-Pulver
Salz
1 Pak Choi (300 g;
  ersatzweise Mangold)
1 grüne Paprikaschote
100 g Zuckerschoten
2 EL Sojaöl
600 ml Gemüsebrühe
50 g Mungobohnensprossen
2 EL Sojasauce
Sambal Oelek

Zubereitungszeit: 45 Minuten

1 Die Mu-Err-Pilze mit kochendem Wasser überbrühen und quellen lassen. Von den Garnelen mit einem spitzen Messer den schwarzen Darm entfernen. Garnelen unter kaltem Wasser abspülen und trockentupfen. Den Ingwer schälen und fein reiben. Garnelen mit Ingwer, 5-Gewürze-Pulver und Salz würzen.

2 Pak Choi, Paprikaschote und Zuckerschoten waschen, putzen und in breite Streifen schneiden. Die Pilze abtropfen lassen und in Streifen schneiden. Das Öl in einem Topf erhitzen, die Garnelen darin anbraten und herausnehmen. Pak Choi, Paprikaschote und Pilze im Bratöl anbraten. Mit der Brühe ablöschen und aufkochen. Mit Salz und 5-Gewürze-Pulver abschmecken. Zugedeckt 7 Minuten kochen. Die Zuckerschoten zufügen und weitere 3 Minuten kochen.

3 Die Sprossen in ein Sieb geben und heiß waschen. Garnelen und Sprossen in die Suppe geben und darin in 2 Minuten gar ziehen lassen. Die Suppe mit Salz, 5-Gewürze-Pulver, Sojasauce und Sambal Oelek abschmecken.

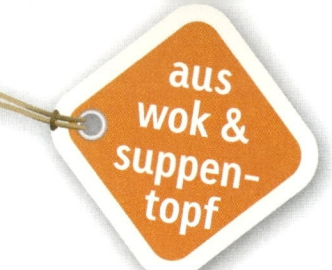

kürbiseintopf
exotisch

für 2 Portionen

2 Zwiebeln
1 Knoblauchzehe
400 g Kürbisfleisch
250 g Staudensellerie
200 g Hüftsteak
2 EL Sojaöl
1 EL Tandooripaste oder
  rote Currypaste
400 ml Gemüsebrühe
200 ml ungesüßte Kokosmilch
  (aus der Dose)
Salz
Pfeffer
1/2 Bund Petersilie

Zubereitungszeit: 40 Minuten

1 Zwiebeln und Knoblauch abziehen. Die Zwiebeln fein würfeln, den Knoblauch durch die Presse drücken. Das Kürbisfleisch in ca. 1,5 Zentimeter große Würfel schneiden. Den Sellerie waschen, putzen und in 1 Zentimeter breite Scheiben schneiden.

2 Das Hüftsteak kalt abspülen, trockentupfen und in Streifen schneiden. Das Öl in einem Topf erhitzen, das Fleisch darin kräftig anbraten und herausnehmen. Zwiebeln und Knoblauch im Bratöl anbraten. Kürbis und Staudensellerie zufügen. Die Paste einrühren, mit Brühe und Kokosmilch ablöschen und aufkochen. Mit Salz und Pfeffer würzen und zugedeckt 10 Minuten kochen.

3 Das Fleisch in die Suppe geben und weitere 2 Minuten kochen. Die Petersilie waschen, trockenschütteln und die Blättchen hacken. Die Suppe nochmals abschmecken und mit der Petersilie bestreuen.

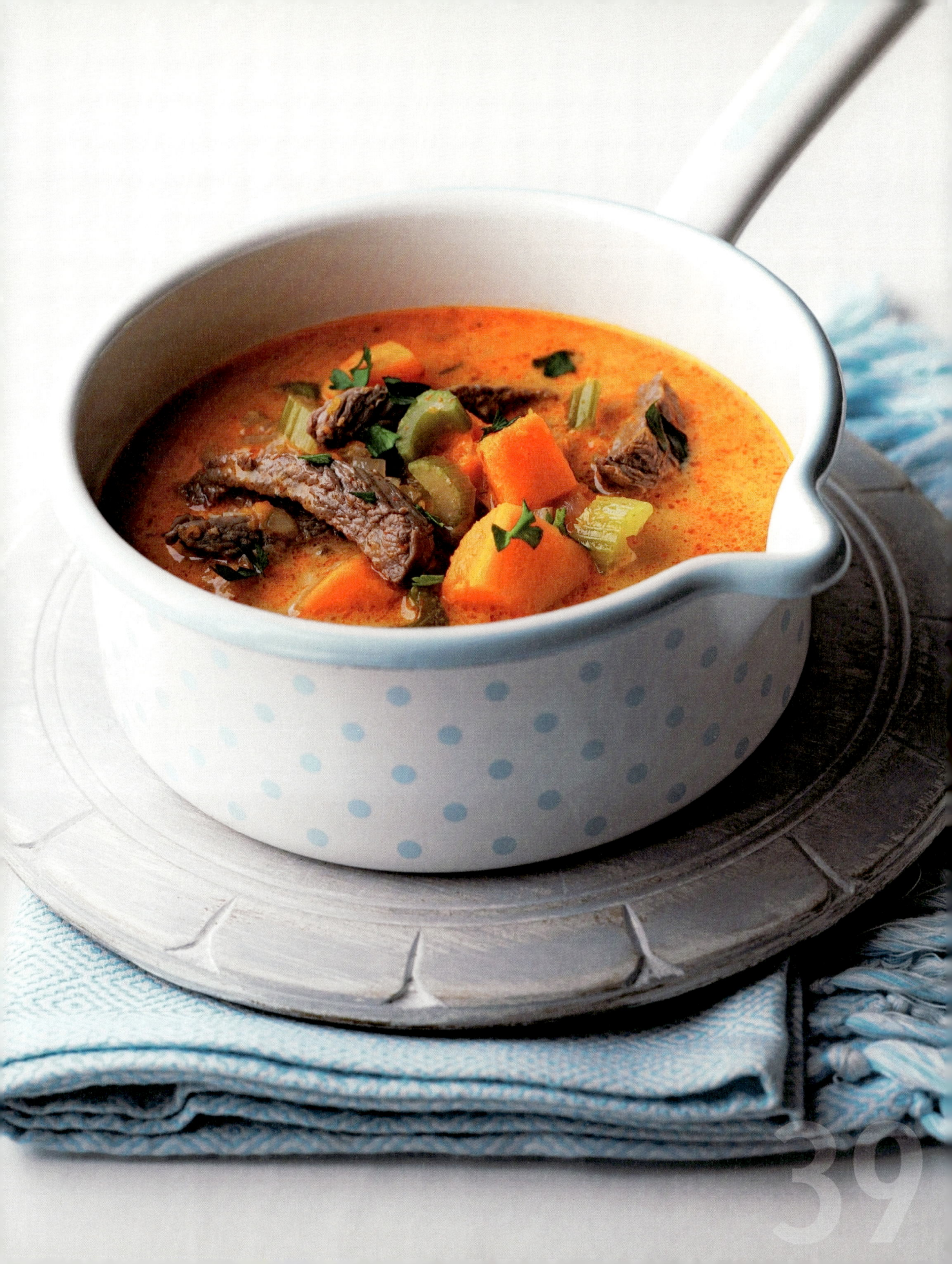

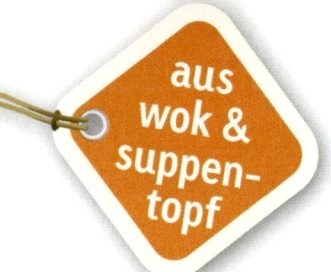

fischtopf

norddeutsche Art

für 2 Portionen

1 kleine Stange Porree (150 g)
150 g Knollensellerie
1 Möhre (100 g)
1 Kartoffel (80 g)
2 EL Rapsöl
600 ml Gemüsebrühe
Salz
Pfeffer
2 Lorbeerblätter
150 g Dorschfilet
  (ersatzweise Kabeljaufilet)
1 EL Zitronensaft
250 g Miesmuscheln
  (ersatzweise 100 g tiefgekühltes Muschelfleisch)
1/2 Bund glatte Petersilie
50 g Nordseekrabbenfleisch

Zubereitungszeit: 45 Minuten

1 Den Porree putzen, waschen und in Ringe schneiden. Sellerie, Möhre und Kartoffel waschen, schälen und würfeln.

2 Das Öl in einem Topf erhitzen und das gesamte Gemüse darin anbraten. Mit der Brühe ablösen und aufkochen. Mit Salz, Pfeffer und Lorbeer würzen und zugedeckt 8 Minuten kochen.

3 Das Fischfilet kalt abspülen, trockentupfen und in Würfel schneiden. Mit Zitronensaft beträufeln und mit Salz und Pfeffer würzen. Die Muscheln unter kaltem Wasser abbürsten, Bärte entfernen, geöffnete Muscheln wegwerfen. Fisch und Muscheln in die Suppe geben und weitere 5 Minuten kochen.

4 Die Petersilie waschen, trockenschütteln und die Blättchen fein hacken. Petersilie und Nordseekrabbenfleisch in die Suppe geben und diese nochmals mit Salz und Pfeffer abschmecken.

kohlsuppe

mit Bündnerfleisch

für 2 Portionen

200 g Weißkohl

1 Stange Staudensellerie (60 g)

1 grüne Paprikaschote (200 g)

1 kleine Stange Porree (125 g)

100 g Möhren

1/2 TL Kümmel

1 TL Fenchelsaat

1 TL Meersalz

3 Zweige Thymian

600 ml Gemüsebrühe

Pfeffer

Chilipulver

100 g Cocktailtomaten

1/2 unbehandelte Zitrone,
  abgeriebene Schale

40 g Bündnerfleisch

1–2 TL Zitronensaft

2 EL Crème légère
  (40 g; 15 % Fett)

Zubereitungszeit: 45 Minuten

1 Den Weißkohl, den Staudensellerie und die Paprikaschote waschen, putzen und in Stücke schneiden. Den Porree putzen, waschen und in Ringe schneiden. Die Möhren waschen, schälen und in Scheiben schneiden.

2 Kümmel, Fenchelsaat und Meersalz im Mörser zerstoßen. Den Thymian waschen, trockenschütteln und die Blättchen abzupfen. Die Brühe aufkochen und das Gemüse zufügen. Mit der Salzmischung, Thymian, Pfeffer und Chilipulver würzen. Das Gemüse 10 Minuten kochen.

3 Die Cocktailtomaten waschen und halbieren. Mit der Zitronenschale zum Gemüse geben und weitere 3 Minuten kochen. Das Bündnerfleisch in Streifen schneiden. Die Suppe mit Salz, Pfeffer und Zitronensaft abschmecken und anrichten. Jeweils 1 Esslöffel Crème légère daraufgeben und das Bündnerfleisch darauf verteilen.

Tipp: Fettsparen leicht gemacht: Crème légère ist die figurfreundliche, zeitgemäße Alternative zu Crème fraîche, die mit 30 Prozent doppelt so viel Fett enthält.

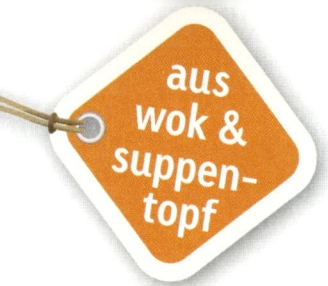

orientpfanne

mit Koriander

für 2 Portionen

250 g ausgelöster Lammrücken
  (Lammlachs)
1 Knoblauchzehe
2 EL Olivenöl
Salz
Pfeffer
1/2–1 TL Harissa (Chilipaste)
250 g Möhren
300 g Zucchini
50 g rote Linsen
150 ml Lammfond
  (aus dem Glas)
1/2 Bund Koriandergrün

Zubereitungszeit: 35 Minuten

1 Den Lammrücken kalt abspülen, mit Küchenpapier trockentupfen und in Scheiben schneiden. Den Knoblauch abziehen und durch die Presse drücken. Mit 1 Esslöffel Öl, Salz, Pfeffer und Harissa verrühren. Das Fleisch mit der Würzmischung einreiben und ziehen lassen.

2 Möhren und Zucchini waschen und schälen bzw. putzen. Beides in Scheiben schneiden. 1 Esslöffel Öl in einem Wok oder einer hohen Pfanne erhitzen. Das Fleisch darin unter Wenden anbraten und wieder herausnehmen.

3 Möhren und Linsen im Bratöl anbraten. Mit dem Lammfond ablöschen und mit Salz und Pfeffer würzen. Zugedeckt 5 Minuten dünsten. Die Zucchini hinzufügen und weitere 5 Minuten garen.

4 Den Koriander waschen, trockenschütteln und grob hacken. Das Fleisch zum Gemüse geben und darin erhitzen. Nochmals abschmecken und mit Koriander bestreut servieren.

Variante: Wer frischen Koriander nicht so gerne mag, kann zum Abrunden der Orientpfanne auch glatte Petersilie verwenden.

42

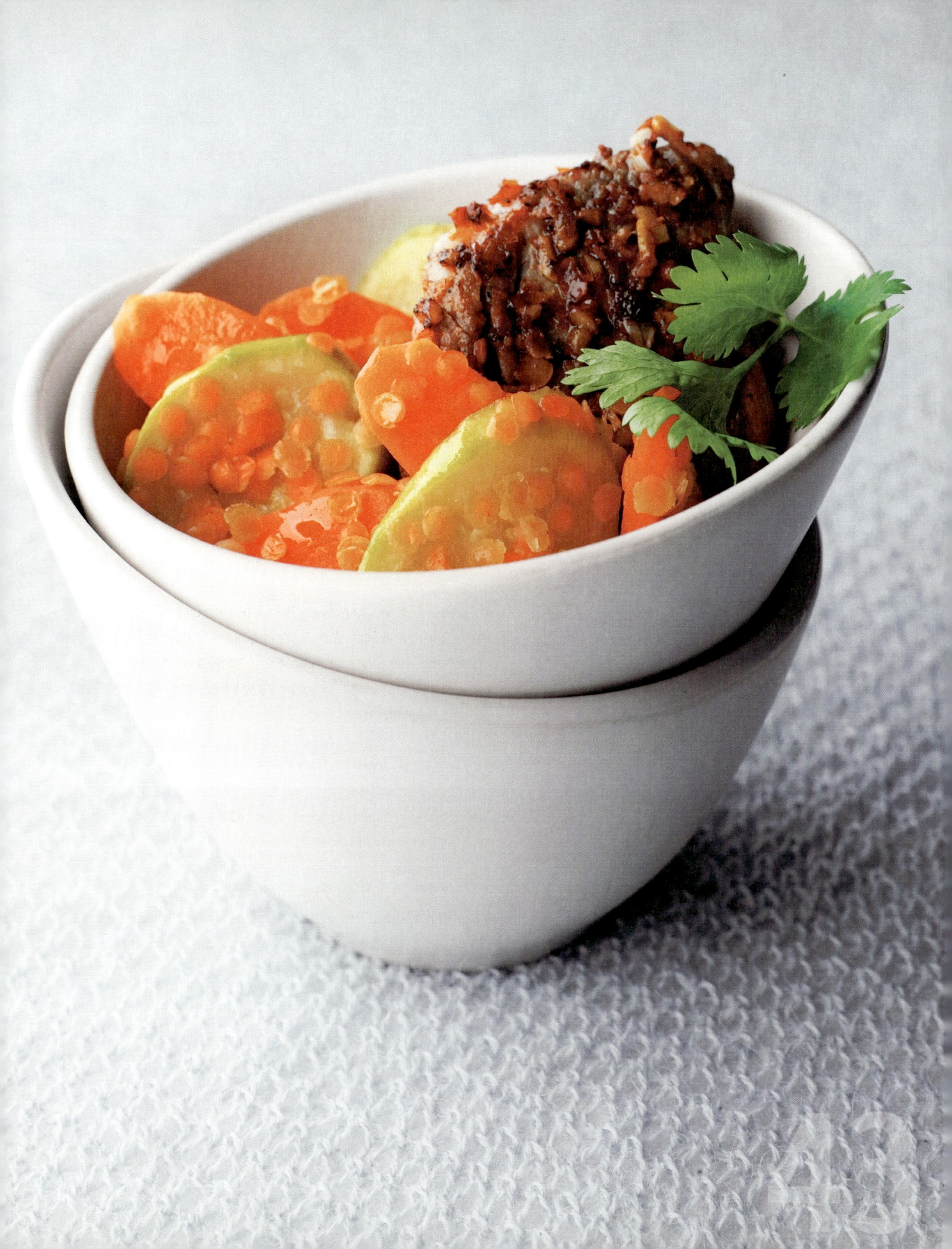

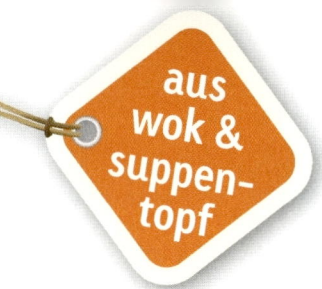

steakpfanne

fein geschmort

für 2 Portionen

1 Gemüsezwiebel (200 g)
1 Bund Suppengrün (400 g)
300 g Rumpsteak
1 EL Olivenöl
Salz
Pfeffer
150 ml Rinderfond
  (aus dem Glas)
1/2 Bund glatte Petersilie
2 TL Dijonsenf
Cayennepfeffer

Zubereitungszeit: 40 Minuten

1 Die Zwiebel abziehen und in kleine Würfel schneiden. Das Suppengrün waschen, je nach Sorte putzen oder schälen und in feine Streifen schneiden.

2 Vom Fleisch den Fettrand abschneiden und das Fleisch in dünne Scheiben schneiden. Das Öl in einer Pfanne erhitzen und das Fleisch darin kräftig anbraten. Mit Salz und Pfeffer würzen und herausnehmen. Die Zwiebel im Bratöl anbraten, die Gemüsestreifen hinzufügen und ebenfalls anbraten. Mit dem Rinderfond ablöschen und aufkochen. Mit Salz und Pfeffer würzen und zugedeckt 6 bis 8 Minuten schmoren.

3 Die Petersilie waschen, trockenschütteln und die Blättchen in Streifen schneiden. Das Fleisch zum Gemüse geben und darin erhitzen. Mit Salz, Pfeffer, Senf und Cayennepfeffer abschmecken und mit Petersilie bestreuen.

hähnchen

geschmort

für 2 Portionen

2 Hähnchenfilets (300 g)
2 EL helle Sojasauce
1 TL dunkles Sojaöl
Sambal Oelek
40 g Vollkornreis
Salz
1 Bund Frühlingszwiebeln (150 g)
1 Knoblauchzehe
1 Stück frischer Ingwer (15 g)
20 g geröstete, ungesalzene
  Erdnusskerne
1 EL Sojaöl
200 g Erbsen (tiefgekühlt)
125 ml Hühnerbrühe
Pfeffer

Zubereitungszeit: 45 Minuten

1 Die Hähnchenfilets kalt abspülen, mit Küchenpapier trockentupfen und in Streifen schneiden. Mit Sojasauce, dunklem Sojaöl und 1 bis 2 Messerspitzen Sambal Oelek mischen. Zugedeckt ziehen lassen.

2 Inzwischen den Vollkornreis in Salzwasser nach Packungsanweisung garen. Anschließend abtropfen lassen.

3 Die Frühlingszwiebeln putzen, waschen und in 1 Zentimeter breite Stücke schneiden. Den Knoblauch abziehen und in Scheiben schneiden. Den Ingwer schälen und fein reiben. Die Erdnusskerne hacken.

4 Das Sojaöl in einem Wok oder einer hohen Pfanne erhitzen. Das Fleisch darin unter Rühren anbraten und wieder herausnehmen. Knoblauch und Erdnüsse im Bratöl andünsten. Frühlingszwiebeln und tiefgekühlte Erbsen zufügen. Den Ingwer unterrühren und alles unter Wenden 5 Minuten braten. Das Fleisch wieder zufügen, mit Brühe ablöschen und 3 Minuten leise kochen lassen. Den Reis unterrühren und alles mit Salz, Pfeffer und Sambal Oelek abschmecken.

Tipp: Sambal Oelek ist eine sehr scharfe Würzpaste, die auf der Basis roter Chilischoten hergestellt wird. Sambal Oelek je nach Geschmacksvorliebe dosieren – daher sind bei den Zutaten keine konkreten Mengen angegeben.

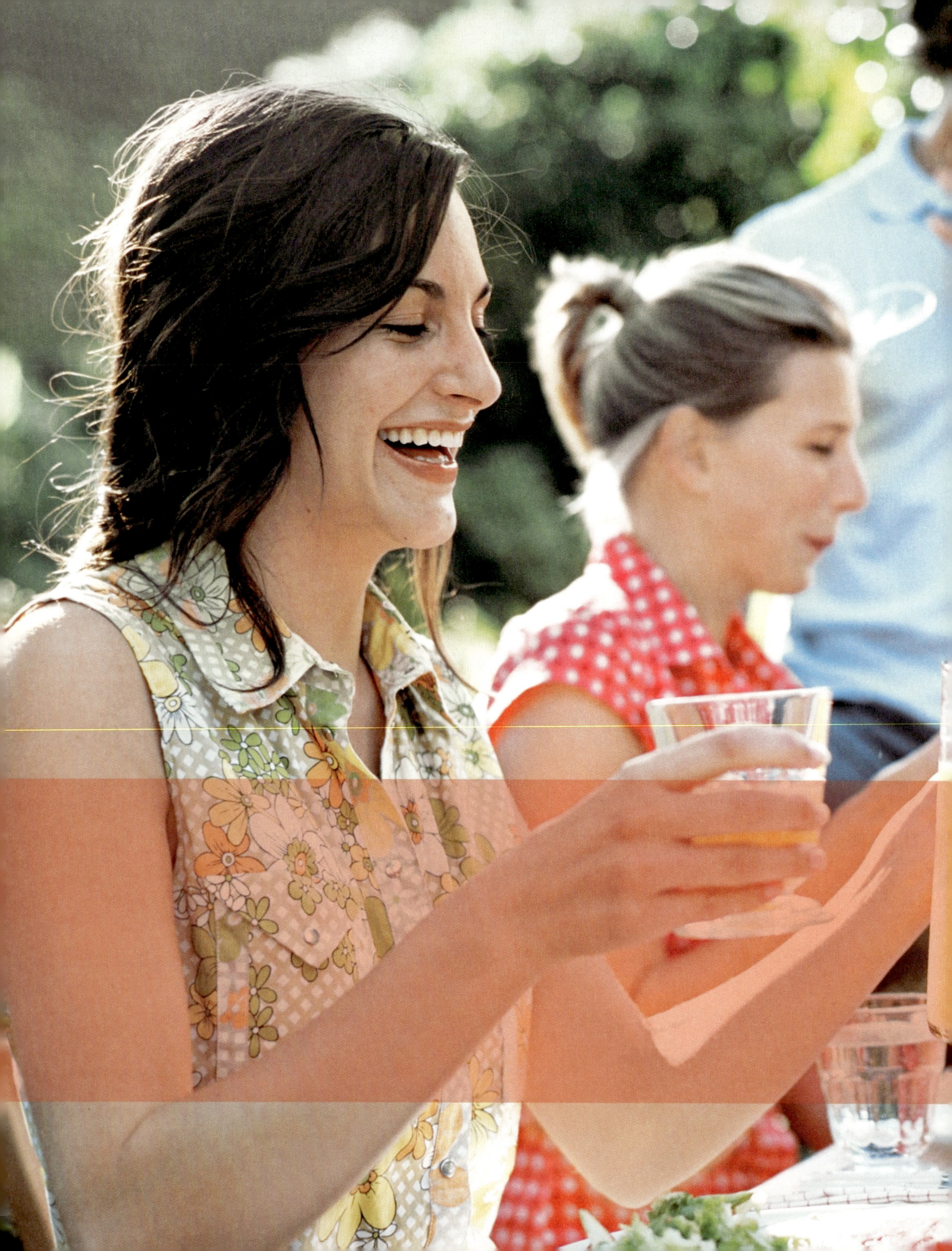

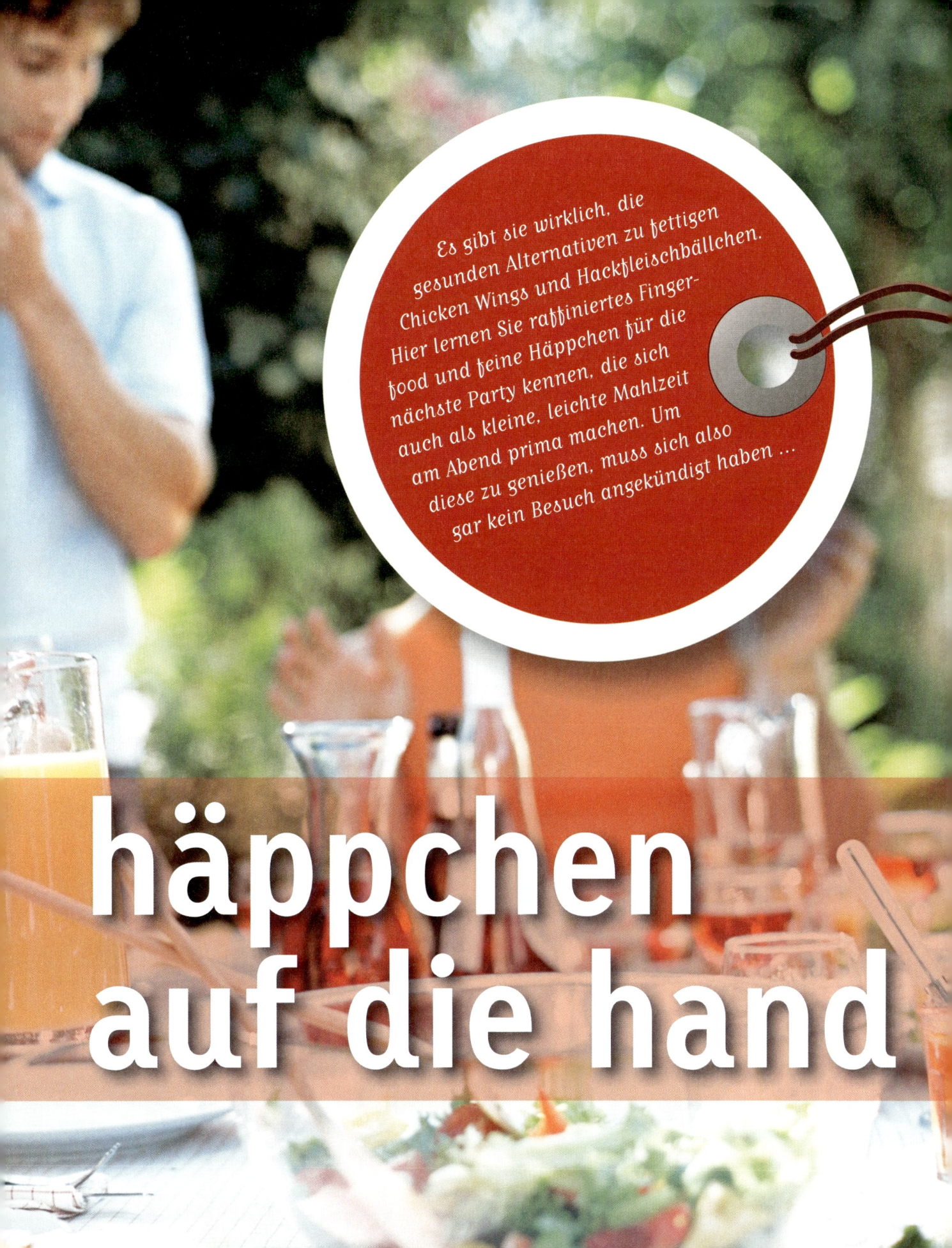

Es gibt sie wirklich, die gesunden Alternativen zu fettigen Chicken Wings und Hackfleischbällchen. Hier lernen Sie raffiniertes Finger-food und feine Häppchen für die nächste Party kennen, die sich auch als kleine, leichte Mahlzeit am Abend prima machen. Um diese zu genießen, muss sich also gar kein Besuch angekündigt haben …

häppchen auf die hand

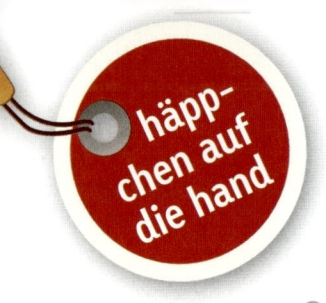

spießchen

mit Garnelen und Tomaten

für 2 Portionen

1 Knoblauchzehe
1 TL abgeriebene Schale von
  1 unbehandelten Zitrone
1 Messerspitze Sambal Oelek
Salz
Pfeffer
2 EL Olivenöl
8 küchenfertige Garnelen
  (ca. 200 g)
8 Cocktailtomaten
8 grüne Oliven (ohne Stein)
16 Basilikumblätter

außerdem 8 Holzspießchen

Zubereitungszeit: 30 Minuten
Marinierzeit: 30 Minuten

1 Den Knoblauch abziehen und durch die Presse drücken. Mit Zitronenschale, Sambal Oelek, Salz, Pfeffer und Olivenöl verrühren.

2 Von den Garnelen mit einem spitzen Messer den schwarzen Darm entfernen. Die Garnelen kalt abspülen, trockentupfen und mit der Zitronenmarinade bestreichen. Zugedeckt 30 Minuten ziehen lassen. Die restliche Marinade beiseitestellen.

3 Die Cocktailtomaten waschen und abtropfen lassen. Die Oliven ebenfalls abtropfen lassen. Die Basilikumblätter waschen und mit Küchenpapier trockentupfen.

4 Auf jedes Holzspießchen 1 Garnele, 1 Cocktailtomate, 1 Olive und 2 Basilikumblätter stecken. Die Marinade in einer Pfanne erhitzen und die Spießchen darin von allen Seiten 5 Minuten anbraten.

fischröllchen

gebraten

für 2 Portionen

6 Rot- oder Seezungenfilets
  (à 80 g)
1/2 TL abgeriebene Schale von
  1 unbehandelten Orange
Salz
Pfeffer
2 EL Sojaöl
100 g Frischkäse
  (5 % Fett absolut)
gemahlener Koriander
Salat zum Anrichten,
  z. B. Römersalat
Orangenschalenstreifen
  zum Garnieren

außerdem Holzspießchen

Zubereitungszeit: 25 Minuten

1 Die Fischfilets kalt abspülen, trockentupfen und quer halbieren. Mit Orangenschale, Salz und Pfeffer würzen, aufrollen und mit Holzspießchen feststecken.

2 Das Öl in einer beschichteten Pfanne erhitzen und die Fischröllchen darin 5 Minuten von allen Seiten anbraten. Herausnehmen und im Backofen bei 80 °C warm stellen.

3 Den Frischkäse cremig rühren und mit Salz, Pfeffer und Koriander würzen.

4 Den Salat putzen, waschen und trockenschütteln. Die Salatblätter auf zwei Tellern verteilen und die Fischröllchen darauf anrichten. Jeweils 1 Klecks Frischkäsecreme daraufgeben und mit Orangen-schalenstreifen garniert servieren.

Tipp: Am feinsten werden Orangenschalenstreifen mit einem speziellen Zestenreißer. Alternativ können Sie mit einem Sparschäler Streifen der Orangenschale abziehen und fein schneiden.

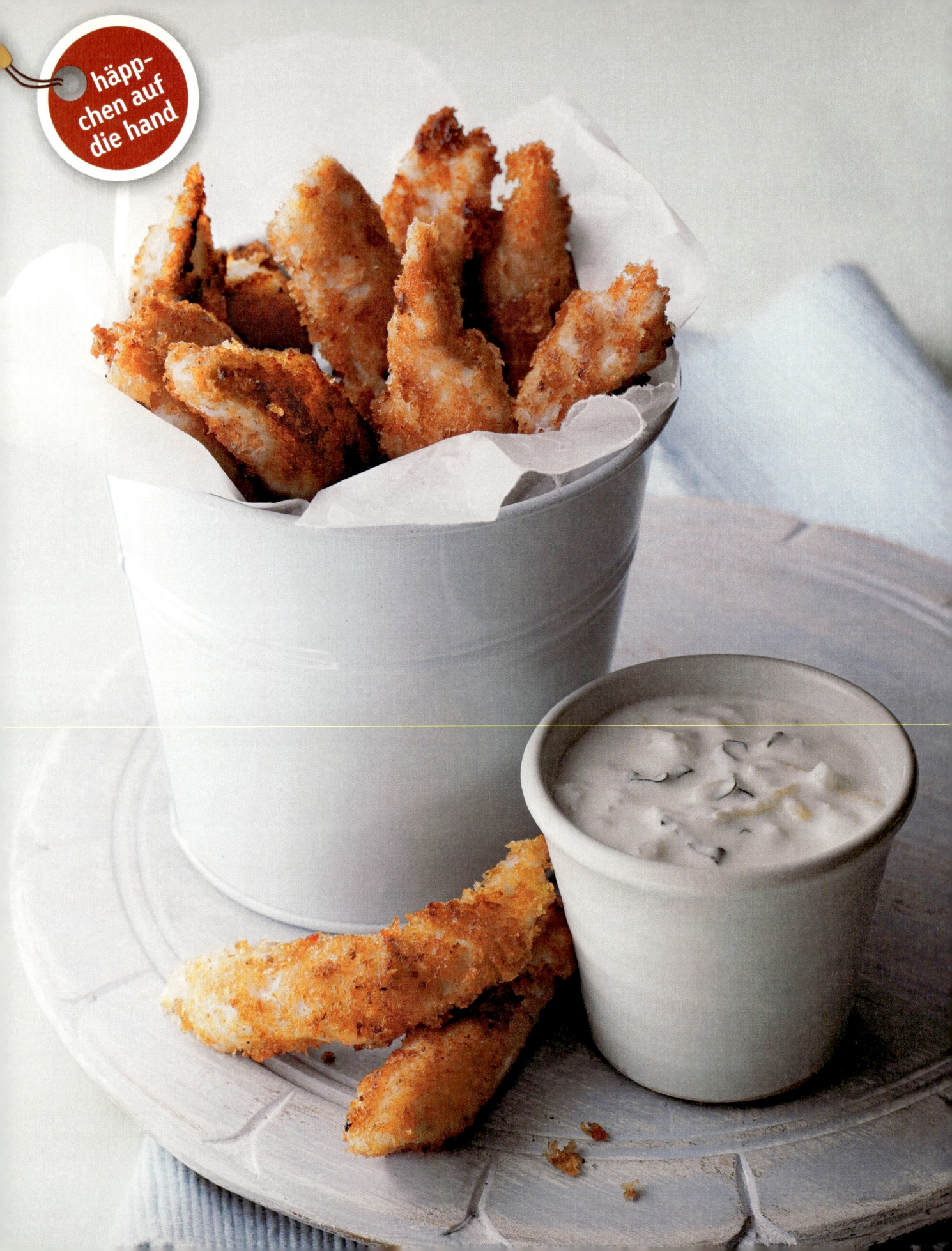

chicken nuggets

auf italienische Art

1 Die Schalotte und den Knoblauch abziehen. Die Schalotte fein würfeln, den Knoblauch durch die Presse drücken. Das Basilikum waschen, trockenschütteln und die Blättchen fein hacken. Dickmilch, Schalotte, Knoblauch, Basilikum, Zitronensaft und 1 Teelöffel Zitronenschale verrühren. Den Dip mit Salz und Pfeffer würzen.

2 Das Hähnchenfilet kalt abspülen, trockentupfen und in 1 Zentimeter dicke Scheiben schneiden. Hähnchenfilet mit Salz und Pfeffer würzen. Das Brot fein mahlen oder zerkrümeln. Brotkrümel, Parmesan und 1 Teelöffel Zitronenschale auf einem Teller mischen. Das Eiweiß auf einem zweiten Teller verquirlen.

3 Die Hähnchenfiletstücke erst im verquirlten Eiweiß, dann in der Brotmischung wenden. Die Panade andrücken. Das Öl in einer beschichteten Pfanne erhitzen und die Chicken Nuggets darin von allen Seiten goldbraun braten. Mit dem Dip servieren.

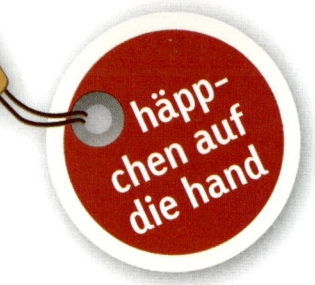
paprikatortilla
mit Chili

für 2 Portionen

1 Zwiebel
1 Knoblauchzehe
je 1/2 rote, gelbe und grüne
 Paprikaschote
50 g Putenbrustaufschnitt
 (am Stück)
2 EL Olivenöl
1/2 Bund glatte Petersilie
3 Eier
Salz
Pfeffer
Chilipulver
50 g Erbsen (tiefgekühlt)

Zubereitungszeit: 35 Minuten

1 Zwiebel und Knoblauch abziehen und fein würfeln. Die Paprikaschoten waschen, von Kernen und Trennhäuten befreien und in feine Würfel schneiden. Den Putenbrustaufschnitt ebenfalls würfeln.

2 Das Öl in einer kleinen, beschichteten Pfanne mit 18 Zentimeter Durchmesser erhitzen und Zwiebel- sowie Knoblauchwürfel darin anbraten. Die Paprikawürfel dazugeben und einige Minuten mitbraten.

3 Die Petersilie waschen, trockenschütteln und die Blättchen in Streifen schneiden. Die Eier verquirlen und mit Salz, Pfeffer und Chilipulver würzen.

4 Die tiefgekühlten Erbsen und die Putenbrustwürfel zu den Paprikawürfeln geben und kurz mitbraten. Die Petersilie untermischen. Die Eier darübergießen und zugedeckt bei milder Hitze stocken lassen. Nach 5 Minuten die Tortilla auf einen Teller gleiten lassen und umgedreht wieder in die Pfanne geben. Zugedeckt weitere 5 Minuten stocken lassen. Die Tortilla herausnehmen und in Kuchenstücke schneiden. Heiß oder kalt servieren.

tofubällchen
würzig

für 2 Portionen

20 g Cashewkerne, geröstet
  und ungesalzen
1/2 reife Mango (150 g)
50 g Frischkäse
  (5 % Fett absolut)
150 g Magermilchjoghurt
Sambal Oelek
Salz
Pfeffer
2 Frühlingszwiebeln
1 Knoblauchzehe
200 g Tofu
1 Eiweiß
gemahlener Ingwer
2 EL Sojaöl

Zubereitungszeit: 40 min

1 Die Cashewkerne hacken und in einer beschichteten Pfanne ohne Fett rösten. Herausnehmen und abkühlen lassen.

2 Die Mango schälen, das Fruchtfleisch vom Kern schneiden, etwas davon fein würfeln und beiseitestellen. Die restliche Mango in grobe Stücke schneiden und mit dem Frischkäse pürieren. Den Joghurt unterrühren. Den Dip mit Sambal Oelek, Salz und Pfeffer würzen, in einem Schälchen anrichten und mit den Mangowürfeln bestreuen.

3 Die Frühlingszwiebeln putzen, waschen und fein würfeln. Den Knoblauch abziehen und durch die Presse drücken. Den Tofu mit einer Gabel zerdrücken und mit dem Eiweiß mit dem Schneidstab pürieren. Mit Cashewkernen, Frühlingszwiebeln und Knoblauch verrühren und mit Salz, Pfeffer, Ingwer und Sambal Oelek würzen. Aus der Masse mit angefeuchteten Händen Klößchen formen.

4 Das Sojaöl in einer beschichteten Pfanne erhitzen und die Bällchen darin rundherum goldbraun braten. Den Mangodip zu den Tofubällchen servieren.

Tipp: Es gibt mittlerweile eine große Auswahl an Tofusorten, vor allem im Bioladen und im Reformhaus. Probieren Sie die Bällchen zum Beispiel mit Kräutertofu oder geräuchertem Tofu.

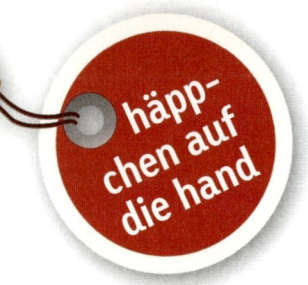

thunfischtatar
auf Rösti

für 2 Portionen

150 g Thunfischfilet
1 rote Zwiebel
3 Stängel Minze
2 TL Meerrettich (aus dem Glas)
1/2 TL abgeriebene Schale
  von 1 Limette
1 TL Limettensaft
Salz
Pfeffer
1 Kartoffel (80 g)
150 g Knollensellerie
1 kleine Stange Porree (80 g)
1 Ei
1 Eiweiß
2 EL Olivenöl
50 g Crème légère

Zubereitungszeit: 45 Minuten

1 Den Thunfisch kalt abspülen, trockentupfen und in kleine Würfel schneiden. Die Zwiebel abziehen und fein würfeln. Die Minze waschen, trockenschütteln und die Blättchen hacken. Thunfisch, Zwiebel, Minze, Meerrettich, Limettenschale und -saft mischen. Das Tatar mit Salz und Pfeffer würzen.

2 Die Kartoffel und den Sellerie schälen und fein raspeln. Den Porree putzen, waschen und in feine Streifen schneiden. Kartoffel, Sellerie und Porree mit Ei und Eiweiß mischen. Die Masse mit Salz und Pfeffer würzen.

3 Das Öl in einer beschichteten Pfanne erhitzen. Die Kartoffelmasse esslöffelweise darin verteilen und flachdrücken. Die Puffer auf jeder Seite bei milder Hitze 3 Minuten goldbraun braten und im Backofen bei 80 °C warm stellen.

4 Die Puffer auf Tellern anrichten und das Thunfischtatar darauf verteilen. Jeweils 1 kleinen Klecks Crème légère daraufgeben oder die Crème légère dazu reichen.

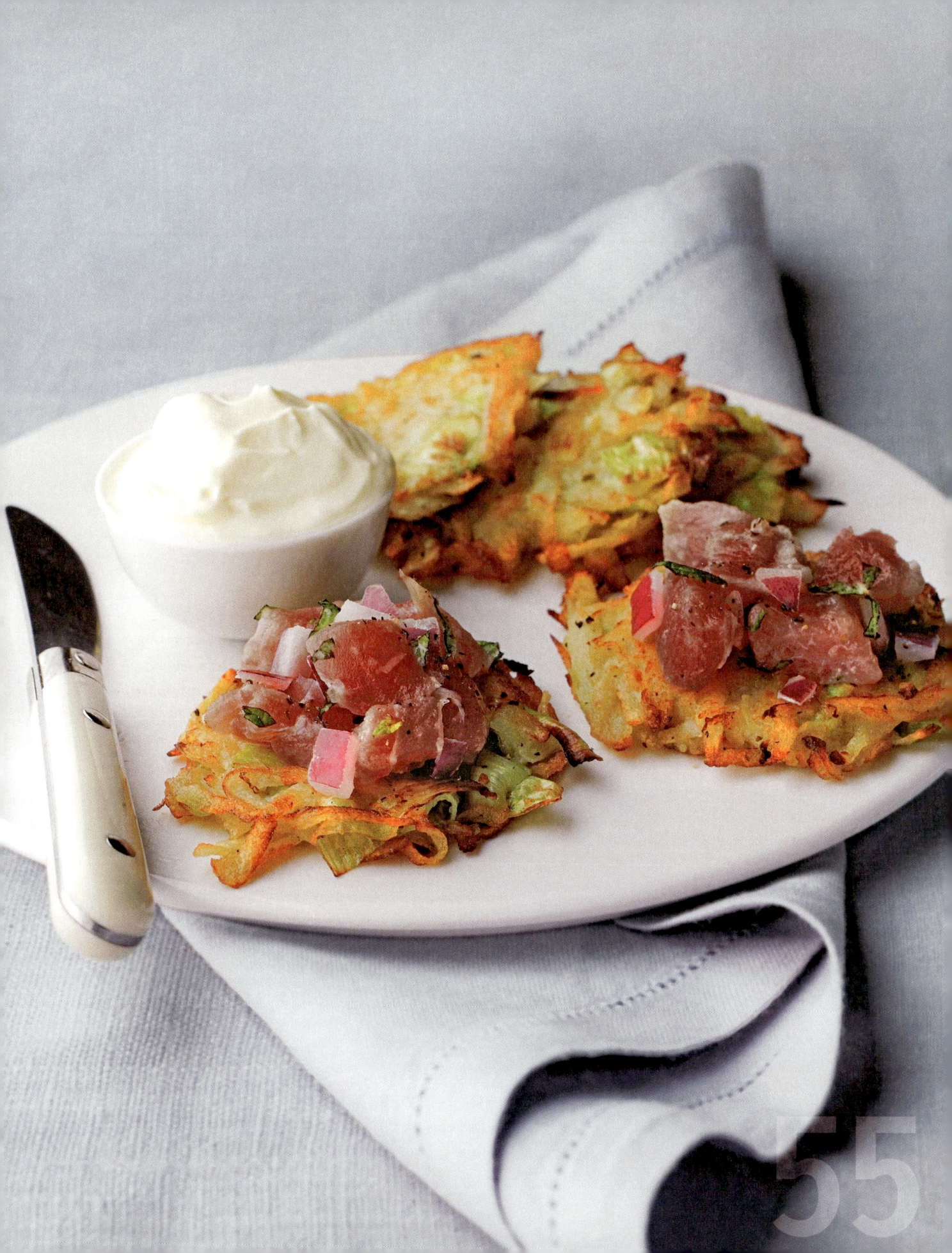

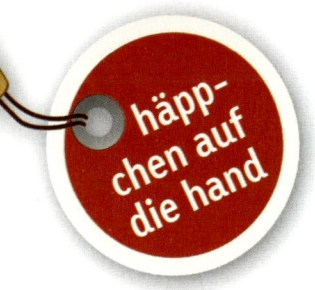
gefüllter kohlrabi
mit Champignons

für 2 Portionen

2 Kohlrabi (à 200 g)
Salz
1 EL Sonnenblumenkerne
1 Zwiebel
100 g Champignons
1 Tomate
1/2 Bund glatte Petersilie
1 EL Olivenöl

Pfeffer
50 g Ricotta light
  (13,3 % Fett absolut)

Zubereitungszeit: 45 Minuten

1 Die Kohlrabi schälen und putzen, dabei die inneren kleinen Blättchen aufbewahren. Die Kohlrabi in kochendem Salzwasser 15 Minuten garen.

2 Die Sonnenblumenkerne in einer beschichteten Pfanne ohne Fett goldbraun rösten. Herausnehmen und abkühlen lassen.

3 Die Zwiebel abziehen und fein würfeln. Die Champignons putzen, mit Küchenpapier abreiben und fein würfeln. Die Tomate waschen, putzen, entkernen und würfeln. Petersilie waschen, trockenschütteln und die Blättchen hacken.

4 Die Kohlrabi abtropfen und etwas abkühlen lassen, waagerecht halbieren und mit einem Kugelausstecher oder einem Teelöffel aushöhlen, dabei einen 1 Zentimeter breiten Rand stehen lassen. Das Innere der Kohlrabi fein hacken.

5 Das Öl in einer beschichteten Pfanne erhitzen und die Zwiebel darin anbraten. Die Champignons dazugeben und braten, bis die Flüssigkeit verdampft ist. Den gehackten Kohlrabi dazugeben und mitbraten. Die Masse mit Salz und Pfeffer würzen und abkühlen lassen. Dann mit Ricotta, Tomatenwürfeln, Sonnenblumenkernen und Petersilie verrühren und mit Salz und Pfeffer abschmecken.

6 Die Kohlrabiblättchen grob hacken. Die Ricottamasse in die Kohlrabihälften füllen und mit dem Kohlrabigrün bestreuen.

zucchinitaler

mit Ricottacreme

für 2 Portionen

1 Schalotte
3 Scheiben Parmaschinken (30 g)
40 g Rucola
2 Zweige Thymian
100 g Ricotta light
  (13,3 % Fett absolut)
100 g Magerquark
1 TL mittelscharfer Senf
Salz
Pfeffer
2 Zucchini (400 g)
2 EL Olivenöl

Zubereitungszeit: 45 Minuten

1 Die Schalotte abziehen und fein würfeln. Den Parmaschinken in feine Würfel schneiden. Rucola und Thymian waschen, trockenschütteln und hacken. Ricotta und Magerquark glatt verrühren. Senf, Schalotte, Schinken, Rucola und Thymian unterrühren und die Käsecreme mit Salz und Pfeffer würzen.

2 Die Zucchini waschen, putzen und schräg in 1/2 Zentimeter dicke, längliche Scheiben schneiden. Das Öl in einer beschichteten Pfanne erhitzen und die Zucchinischeiben darin von beiden Seiten anbraten. Mit Salz und Pfeffer würzen.

3 Die Hälfte der Zucchinischeiben nebeneinander auf eine Platte oder zwei Teller legen. Auf jede Scheibe 1 kleinen Klecks der Ricottacreme geben. Die übrigen Zucchinischeiben darauf verteilen und mit grob gemahlenem Pfeffer bestreuen.

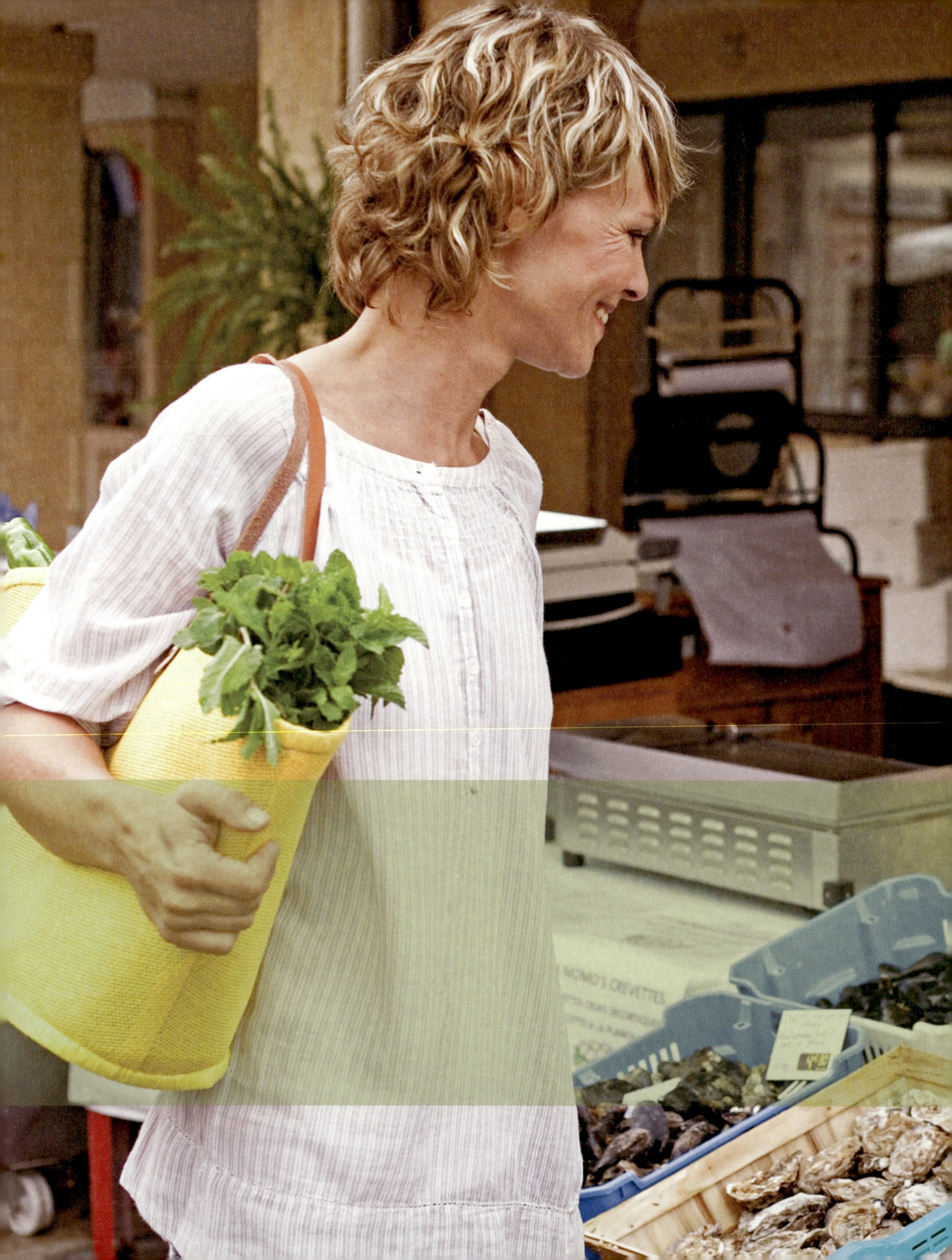

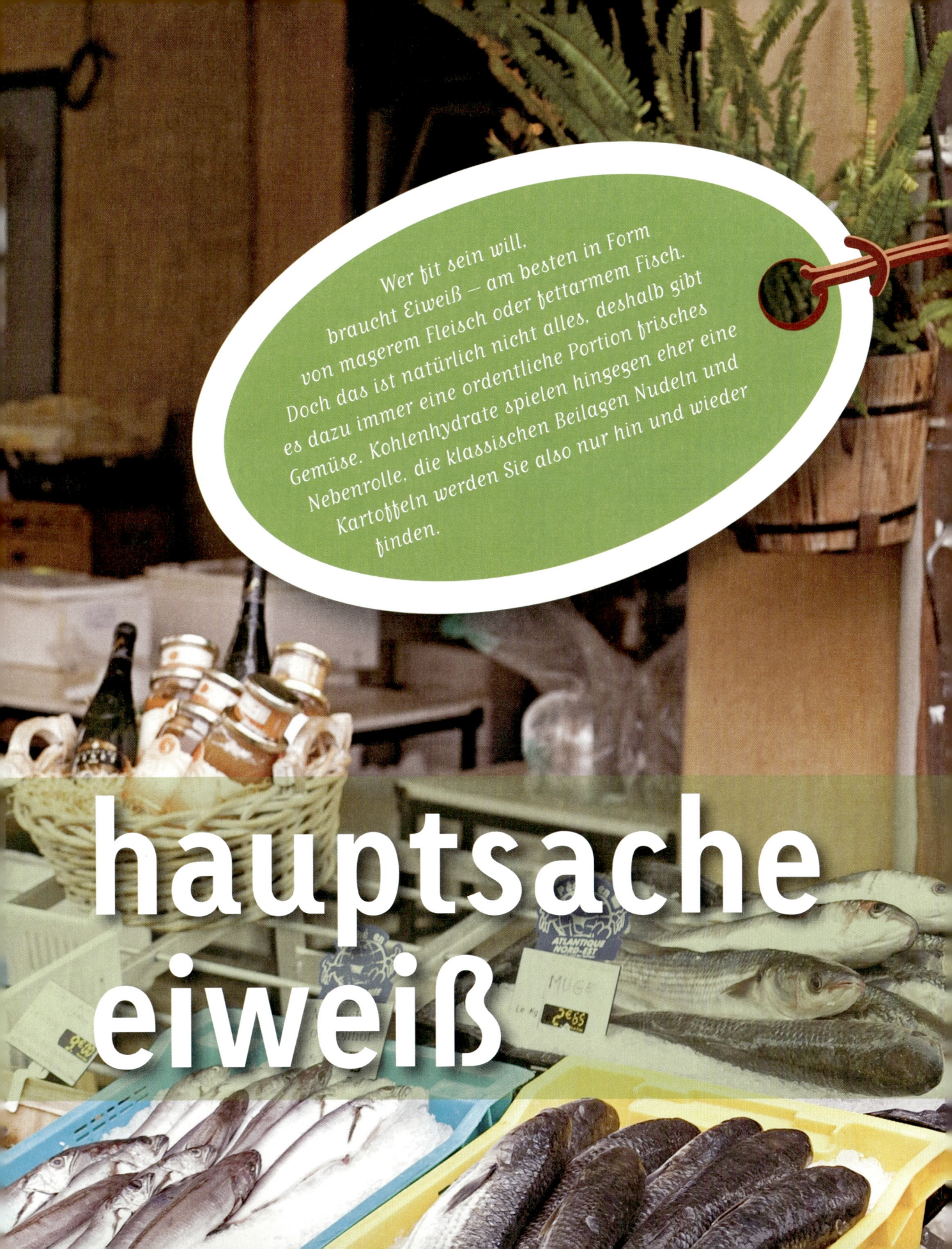

Wer fit sein will, braucht Eiweiß – am besten in Form von magerem Fleisch oder fettarmem Fisch. Doch das ist natürlich nicht alles, deshalb gibt es dazu immer eine ordentliche Portion frisches Gemüse. Kohlenhydrate spielen hingegen eher eine Nebenrolle, die klassischen Beilagen Nudeln und Kartoffeln werden Sie also nur hin und wieder finden.

hauptsache eiweiß

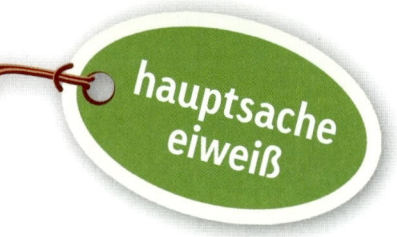

pichelsteiner

auf leichte Art

für 2 Portionen

200 g mageres Rindergulasch
1 Stange Porree (150 g)
100 g Kartoffeln
200 g Möhren
1 Petersilienwurzel (100 g)
250 g Spitzkohl
300 ml Gemüsebrühe
Salz
Pfeffer
1/2 TL Kümmel

Zubereitungszeit: 60 Minuten

1 Das Rindergulasch mit Küchenpapier trockentupfen und eventuell kleiner schneiden. Den Porree putzen, waschen und in Ringe schneiden. Die Kartoffeln schälen und grob würfeln. Die Möhren und die Petersilienwurzel putzen, schälen und in dicke Scheiben schneiden. Den Spitzkohl waschen, putzen und in breite Streifen schneiden.

2 Das Fleisch und das Gemüse in einem Topf mischen. Die Brühe zugießen und mit Salz, Pfeffer und Kümmel würzen. Die Brühe aufkochen lassen und den Eintopf zugedeckt 45 Minuten garen. Vor dem Servieren mit Salz und Pfeffer abschmecken.

Tipp: Von dem Eintopf können Sie problemlos die doppelte Menge zubereiten und dann einen Teil einfrieren. So hat man, wenn es schnell gehen muss, eine vollwertige Mahlzeit parat.

kalbsgulasch

auf leichte Art

für 2 Portionen

200 g Zwiebeln
300 g mageres Kalbsgulasch
2 EL Olivenöl
1 TL edelsüßes Paprikapulver
1/2 TL scharfes Paprikapulver
200 ml Fleischbrühe
Salz
Pfeffer
200 g Champignons
100 g Kartoffeln
1 rote Paprikaschote
1 Bund glatte Petersilie
50 g saure Sahne (10 % Fett)

Zubereitungszeit: 75 Minuten

1 Die Zwiebeln abziehen und grob würfeln. Das Fleisch trockentupfen und eventuell kleiner schneiden. Das Öl in einem Schmortopf erhitzen und das Fleisch darin anbraten. Die Zwiebeln zugeben und mitbraten. Das Paprikapulver kurz anrösten und die Brühe zugießen. Mit Salz und Pfeffer würzen und zugedeckt 30 Minuten schmoren.

2 Die Champignons putzen, mit einem feuchten Küchenpapier abreiben und in Viertel schneiden. Die Kartoffeln schälen und würfeln. Die Paprikaschote waschen, von Kernen und Trennhäuten befreien und in Stücke schneiden. Champignons, Kartoffeln und Paprikaschote nach 30 Minuten zum Fleisch geben und alles weitere 30 Minuten garen.

3 Die Petersilie waschen, trockenschütteln und die Blättchen fein hacken. Das Gulasch nochmals mit Paprikapulver, Salz und Pfeffer abschmecken und mit der Petersilie bestreuen. Mit je 1 Klecks saurer Sahne servieren.

Tipp: Saure Sahne ist vergleichbar mit Crème fraîche, enthält allerdings deutlich weniger Fett. Statt saurer Sahne bietet sich auch Crème légère an, die einen ähnlich niedrigen Fettgehalt hat.

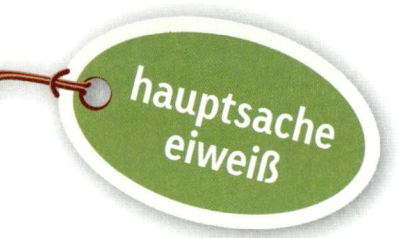

fischcurry
pikant

für 2 Portionen

2 Zwiebeln
1 Knoblauchzehe
1 rote Chilischote
2 EL Olivenöl
1 EL Currypulver
1 TL gemahlener Koriander
150 g braune Linsen
500 ml Gemüsebrühe
Salz
Pfeffer
400 g Rotbarschfilet
3 EL Limettensaft
400 g Tomaten
3 Stängel Koriander

Zubereitungszeit: 50 Minuten

1 Die Zwiebeln und den Knoblauch abziehen und fein würfeln. Die Chilischote waschen, putzen, entkernen und hacken. Das Öl in einem Topf erhitzen, Zwiebeln, Knoblauch und Chili darin anbraten. Currypulver und gemahlenen Koriander hinzufügen und anschwitzen. Die Linsen in den Topf geben, mit der Brühe ablöschen und aufkochen. Mit Salz und Pfeffer würzen und bei milder Hitze zugedeckt 40 Minuten leise kochen lassen.

2 Das Fischfilet kalt abspülen, trockentupfen und eventuell vorhandene Gräten mit einer Pinzette herausziehen. Das Fischfilet in etwa 3 Zentimeter große Würfel schneiden, mit Limettensaft beträufeln und mit Salz und Pfeffer würzen.

3 Die Tomaten einritzen, mit kochendem Wasser überbrühen, kalt abschrecken und häuten. Die Tomaten in Spalten schneiden und entkernen. Das Koriandergrün waschen, trockenschütteln und die Blättchen abzupfen.

4 Den Fisch zu den Linsen geben und 8 Minuten gar ziehen lassen. Die Tomaten hinzufügen und erwärmen. Das Curry mit Salz und Pfeffer abschmecken und mit den Korianderblättern bestreuen.

Tipp: Für das Fischcurry kann auch tiefgekühltes Rotbarschfilet verwendet werden. In diesem Fall den Fisch vor der Zubereitung im Kühlschrank auftauen lassen und wie im Rezept beschrieben verarbeiten.

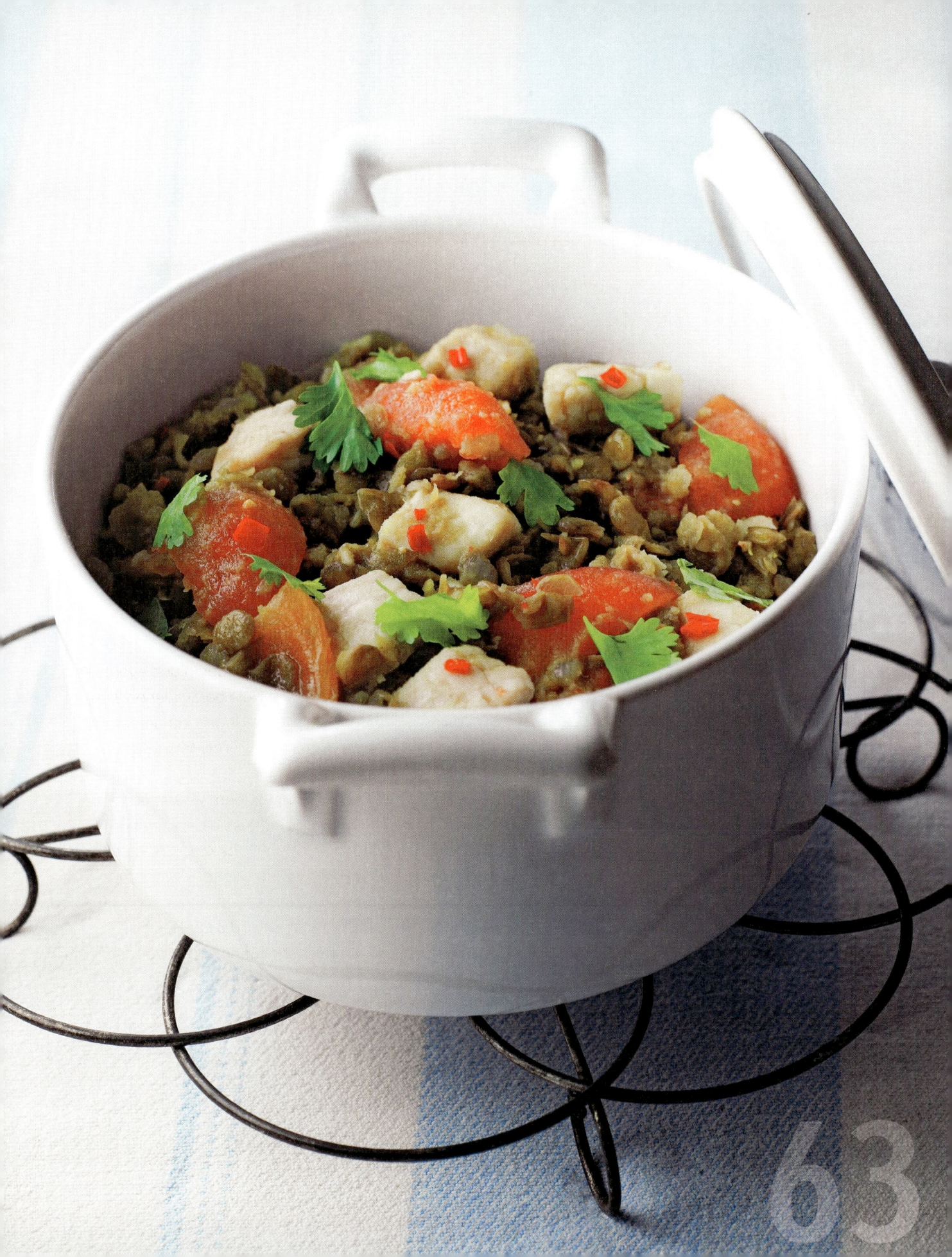

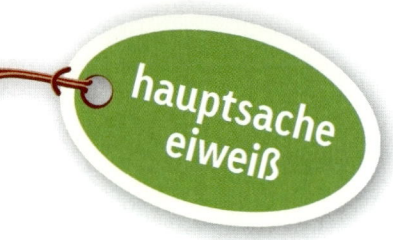

saiblingsragout
in cremiger Sauce

für 2 Portionen

300 g Saiblingsfilets
  (ersatzweise Forellenfilets)
1 EL Zitronensaft
Salz
Pfeffer
100 g Vollkornreis
1 Schalotte
1/2 Salatgurke (250 g)
250 g Tomaten
1 EL Olivenöl
1 Lorbeerblatt
200 ml Fischfond (aus dem Glas)
3 Stängel Dill
75 g Crème balance flüssig
  (7,5 % Fett)

Zubereitungszeit: 45 Minuten

1 Die Fischfilets kalt abspülen, trockentupfen und in Stücke schneiden. Mit Zitronensaft beträufeln und mit Salz und Pfeffer würzen.

2 Den Vollkornreis nach Packungsanweisung in Salzwasser etwa 30 Minuten garen.

3 Die Schalotte abziehen und fein würfeln. Die Gurke waschen, putzen, längs halbieren und mit einem Teelöffel entkernen. Die Gurkenhälften in 1/2 Zentimeter dicke Scheiben schneiden. Die Tomaten einritzen, mit kochendem Wasser überbrühen, abschrecken und häuten. Tomaten in Viertel schneiden und entkernen.

4 Das Öl in einem Topf erhitzen und die Schalotte darin anbraten. Das Lorbeerblatt hinzufügen, den Fischfond angießen und aufkochen. Die Gurke darin zugedeckt 5 Minuten kochen. Fisch und Tomaten hinzufügen und in weiteren 3 Minuten gar ziehen lassen.

5 Den Fond vorsichtig durch ein Sieb in einen Topf abgießen. Fisch und Gemüse im Backofen bei 80 °C warm stellen, den Fond etwas einkochen lassen. Den Dill waschen, trockenschütteln und fein hacken. Crème balance in den Fond rühren, aber nicht kochen lassen. Die Sauce mit Salz und Pfeffer abschmecken und den Dill unterrühren. Fischfilets, Gemüse, Reis und Sauce auf Tellern anrichten.

fischmedaillons

mit knuspriger Hülle

für 2 Portionen

400 g Steinbeißerfilet
2 EL Zitronensaft
Salz
Zitronenpfeffer
300 g Möhren
100 Kartoffeln
150 g Magermilchjoghurt
1 TL flüssiger Honig
2 TL Meerrettich (aus dem Glas)
40 g Cornflakes
1 Eiweiß (Größe M)
2 EL Olivenöl
1/2 Bund glatte Petersilie

Zubereitungszeit: 50 Minuten

1 Das Fischfilet in 10 Scheiben à 40 Gramm schneiden, mit dem Zitronensaft beträufeln und mit Salz und Zitronenpfeffer würzen.

2 Möhren und Kartoffeln schälen, in Stücke schneiden und in Salzwasser 15 Minuten garen.

3 Den Joghurt mit Honig und Meerrettich verrühren. Den Dip mit Salz und Zitronenpfeffer abschmecken.

4 Die Cornflakes zerbröseln und auf einen Teller geben. Das Eiweiß in einem tiefen Teller verquirlen. Die Fischstückchen trockentupfen, erst in verquirltem Eiweiß und dann in den Cornflakes wenden, vorsichtig andrücken.

5 Das Öl in einer beschichteten Pfanne erhitzen und die Fischstückchen darin von beiden Seiten in 5 Minuten goldbraun braten.

6 Die Petersilie waschen, trockenschütteln und die Blättchen hacken. Die Möhren-Kartoffel-Mischung abtropfen lassen. Mit einem Kartoffelstampfer zerdrücken und mit Salz und Zitronenpfeffer würzen. Petersilie unterrühren und das Püree mit den Fischstückchen anrichten. Den Joghurtdip dazu reichen.

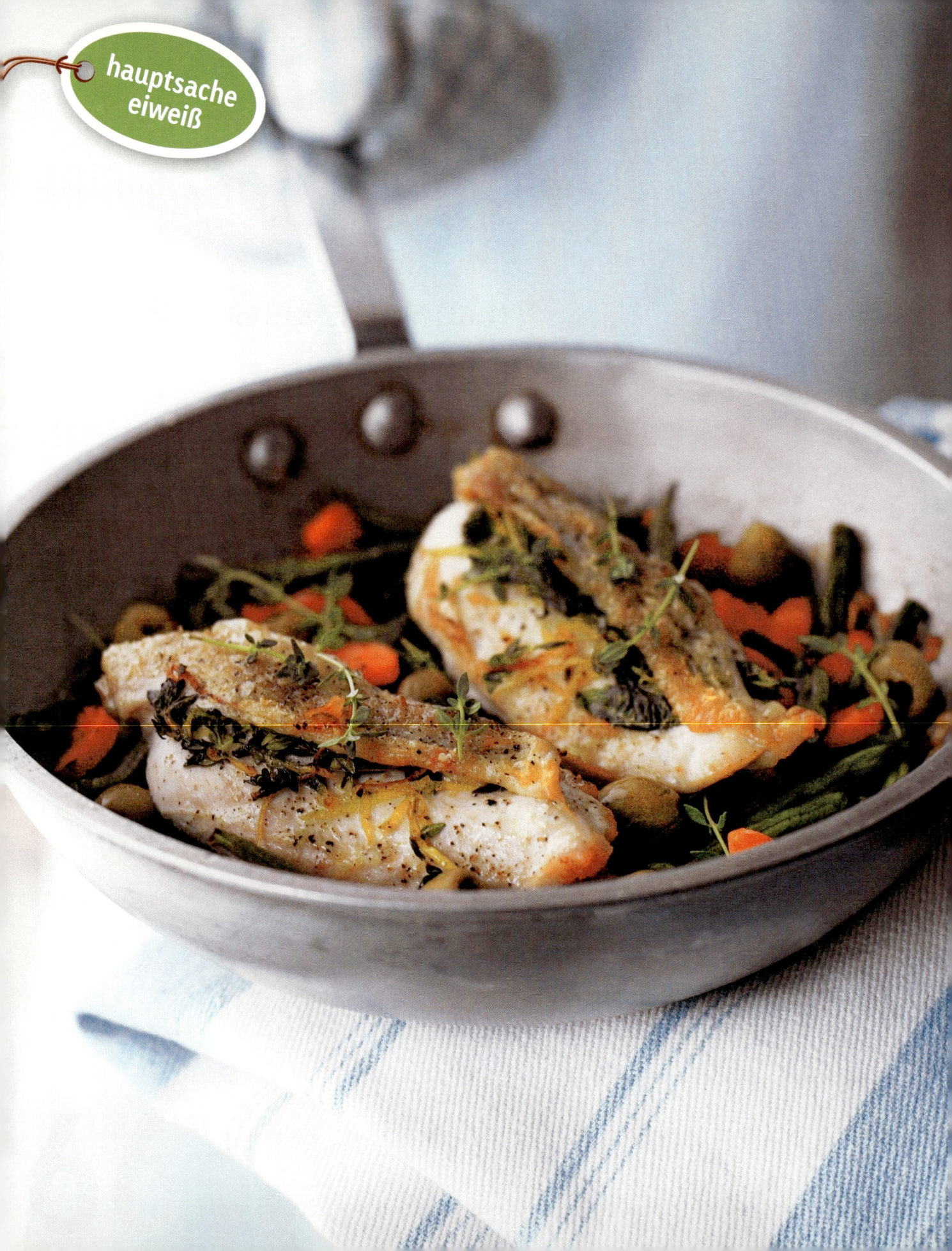

hähnchenfilets

gebraten und gebacken

für 2 Portionen

200 g grüne Bohnen
250 g Möhren
100 ml Gemüsebrühe
1 Gemüsezwiebel (150 g)
2 Hähnchenfilets mit Haut,
    ohne Knochen (300 g)
1/2 unbehandelte Zitrone
3 Stängel Thymian
1 Stängel Basilikum
4 Salbeiblätter
Salz
Pfeffer
1 EL Olivenöl
30 g grüne Oliven

Zubereitungszeit: 30 Minuten
Backzeit: 25 Minuten

1 Die Bohnen waschen, putzen und halbieren. Die Möhren putzen, schälen, längs halbieren und in Stücke schneiden. Bohnen und Möhren in der Brühe 5 Minuten vorgaren. Den Topf vom Herd ziehen.

2 Die Gemüsezwiebel abziehen und grob würfeln. Die Hähnchenfilets kalt abspülen und trockentupfen. Die Haut vorsichtig teilweise vom Fleisch lösen, sodass eine Tasche entsteht. Die Zitrone heiß waschen, trockenreiben, die Schale dünn abschälen und in feine Streifen schneiden. Die Kräuter waschen, trockenschütteln und die Blättchen abzupfen. Kräuter und Zitronenschale unter die Hähnchenhaut schieben. Die Filets mit Salz und Pfeffer würzen.

3 Den Backofen auf 200 °C (Umluft: 180 °C, Gas: Stufe 3–4) vorheizen. Das Öl in einer ofenfesten Pfanne erhitzen und die Filets darin von allen Seiten anbraten. Herausnehmen. Die Zwiebelwürfel im Bratöl 5 Minuten anbraten. Möhren und Bohnen mitsamt der Brühe und die Oliven hinzufügen, mit Salz und Pfeffer würzen. Die Filets auf das Gemüse legen und im Ofen 25 Minuten backen.

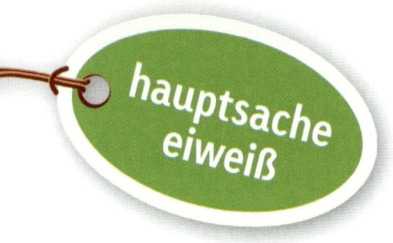

entenbrust

in Kokossauce

für 2 Portionen

1 Knoblauchzehe
1 Stück frischer Ingwer (15 g)
400 g Möhren
100 g Vollkornreis
Salz
1 Entenbrust (350 g)
Pfeffer
1 EL Olivenöl
1 EL rote Chilipaste (aus dem Glas)
300 ml ungesüßte Kokosmilch
  (aus der Dose)
1 TL gemahlener Koriander
3 Frühlingszwiebeln

Zubereitungszeit: 45 Minuten

1 Den Knoblauch abziehen und durch die Presse drücken. Den Ingwer schälen und fein würfeln. Die Möhren waschen, schälen, der Länge nach halbieren und in Stücke schneiden.

2 Den Reis nach Packungsanweisung in Salzwasser ca. 30 Minuten kochen.

3 Die Entenbrust kalt abspülen, trockentupfen und die Haut rautenförmig einschneiden. Die Entenbrust mit Salz und Pfeffer einreiben und auf der Hautseite zuerst in einer beschichteten Pfanne ohne Fett kräftig anbraten. Dann auf jeder Seite 8 Minuten braten. Das Fleisch herausnehmen und in Alufolie wickeln.

4 Das Bratfett abgießen und das Olivenöl in der Pfanne erhitzen. Den Knoblauch darin anbraten. Den Ingwer und die Möhren zufügen und andünsten. Die Chilipaste kurz mitdünsten, mit Kokosmilch ablöschen und aufkochen. Mit Salz, Pfeffer und gemahlenem Koriander würzen und zugedeckt 10 Minuten garen.

5 Inzwischen die Frühlingszwiebeln putzen, waschen und in feine Ringe schneiden. Die Haut vom Fleisch lösen. Das Fleisch in Scheiben schneiden und zu den Möhren geben. Alles mit Salz und Pfeffer abschmecken und mit den Frühlingszwiebeln bestreuen. Den fertig gegarten Vollkornreis dazu reichen.

geschnetzeltes

mit Leber und Gemüse

für 2 Portionen

3 Zwiebeln (150 g)
300 g Champignons
350 g Möhren
300 g Geflügelleber
2 EL Olivenöl
50 ml Fleischbrühe
Salz
Pfeffer
1/2 TL getrockneter Majoran
1/2 Bund glatte Petersilie
100 g Crème balance flüssig
  (7,5 % Fett)

Zubereitungszeit: 40 Minuten

1 Die Zwiebeln abziehen und in halbe Ringe schneiden. Die Champignons putzen, mit einem feuchten Küchenpapier abreiben und in Scheiben schneiden. Die Möhren putzen, schälen und in Scheiben schneiden. Die Leber unter kaltem Wasser abspülen, mit Küchenpapier trockentupfen und putzen.

2 Das Öl in einer beschichteten Pfanne erhitzen, die Leber darin bei mittlerer Hitze von allen Seiten anbraten und herausnehmen. Die Zwiebeln im Bratöl anbraten. Die Pilze hinzufügen und goldbraun braten. Die Möhren zufügen und andünsten. Das Gemüse mit der Brühe ablöschen, mit Salz, Pfeffer und Majoran würzen und alles zugedeckt etwa 10 Minuten dünsten.

3 Die Petersilie waschen, trockenschütteln und die Blättchen hacken. Die Leber in Scheiben schneiden und zum Gemüse geben. Weitere 3 bis 5 Minuten zugedeckt garen. Die Crème balance in den Schmorfond rühren. Das Geschnetzelte mit Salz und Pfeffer abschmecken und mit Petersilie bestreuen.

Tipp: Leber ist eine unübertroffene Vitamin-A-Quelle und sollte daher immer wieder auf den Tisch kommen – allerdings nicht zu oft, da Leber auch sehr cholesterinreich ist.

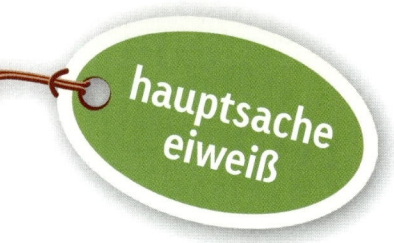
rindersteaks

geschmort

für 2 Portionen

100 g Zwiebeln
2 Knoblauchzehen
150 g Möhren
150 g Staudensellerie
2 Hüftsteaks (à 180 g)
Salz
Pfeffer
2 EL Olivenöl
100 ml Fleischbrühe
1 Lorbeerblatt
300 g Tomaten
1/2 Limette
3 Stängel Basilikum
1 EL Tomatenmark
4 Scheiben Vollkornbaguette
(à 15 g)

Zubereitungszeit: 50 Minuten

1 Zwiebeln und 1 Knoblauchzehe abziehen und fein würfeln. Möhren und Staudensellerie waschen und schälen bzw. putzen. Beides in kleine Würfel schneiden.

2 Die Hüftsteaks kalt abspülen, trockentupfen und mit Salz und Pfeffer würzen. Das Öl in einer Pfanne erhitzen, die Steaks darin von beiden Seiten scharf anbraten und herausnehmen. Zwiebeln und Knoblauch im Bratöl anbraten. Möhren und Sellerie zufügen und andünsten, mit Brühe ablöschen und aufkochen. Das Lorbeerblatt hinzufügen und 10 Minuten zugedeckt schmoren. Das Fleisch auf das Gemüse legen und weitere 5 Minuten schmoren.

3 Die Tomaten einritzen, mit kochendem Wasser überbrühen, abschrecken und häuten. Die Tomaten in Spalten schneiden und entkernen. Die Limette heiß waschen, trockenreiben, die Schale dünn abschälen und hacken. 1 Knoblauchzehe abziehen und fein hacken. Das Basilikum waschen und trockenschütteln, die Blättchen fein hacken. Basilikum, Limettenschale und Knoblauch mischen.

4 Die Tomatenspalten und das Tomatenmark in die Pfanne geben und alles weitere 3 Minuten schmoren. Mit Salz und Pfeffer abschmecken. Gemüse und Steaks auf Tellern anrichten und die Steaks mit der Basilikummischung bestreuen. Das Vollkornbaguette dazu reichen.

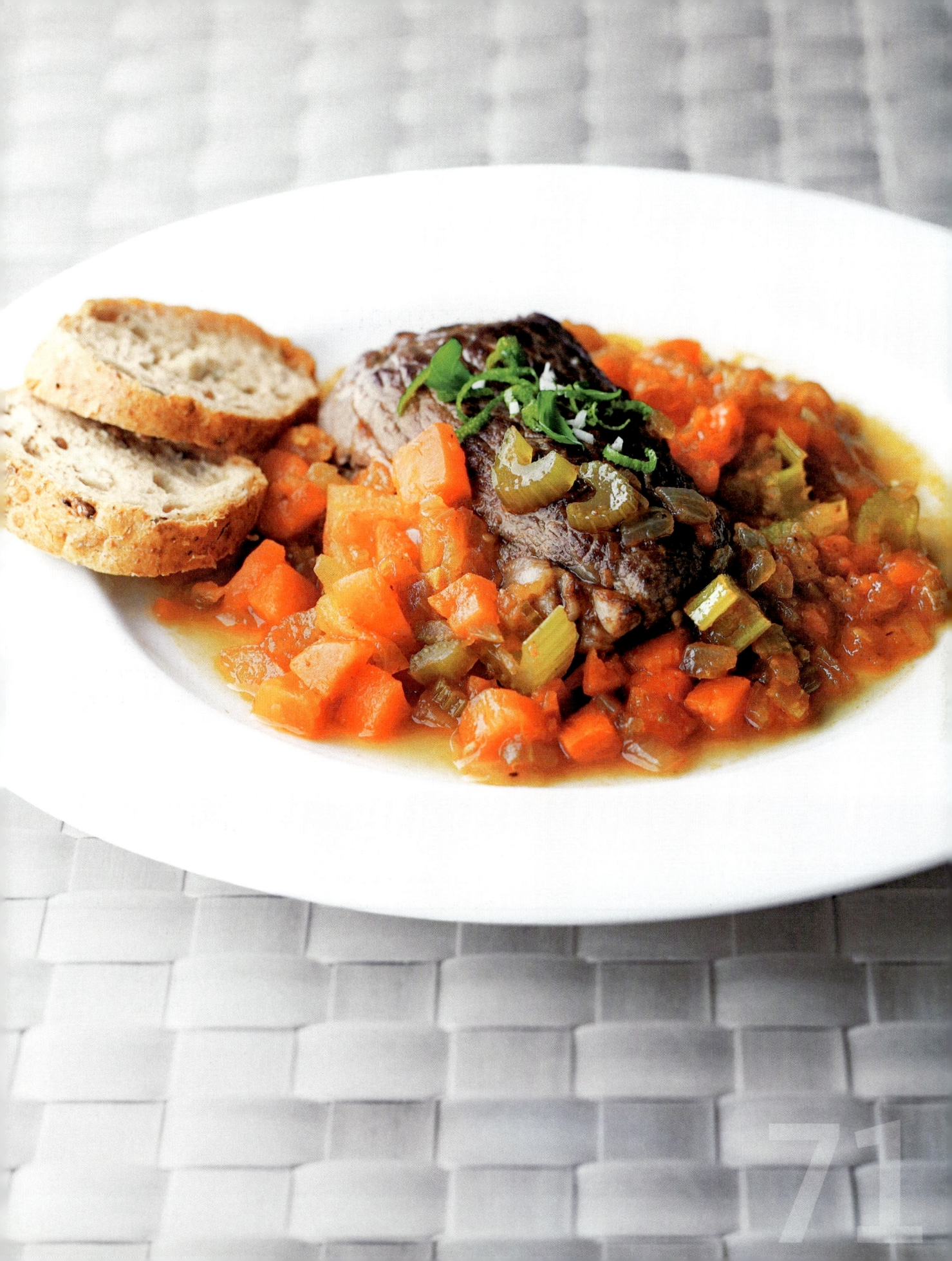

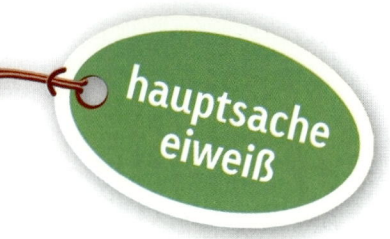
schweinesteaks

mediterran gefüllt

für 2 Portionen

20 g Walnusskerne

2 TL Tapenade (schwarze
  Olivenpaste, (aus dem Glas)

4 Schweine-Schmetterlingssteaks
  (à 100 g)

Salz

Pfeffer

2 EL Olivenöl

2 Zwiebeln

300 g Austernpilze

1 Dose Artischockenherzen
  (240 g Abtropfgewicht)

1/2 Bund glatte Petersilie

100 ml Fleischbrühe

50 g Crème légère

außerdem Holzspießchen

Zubereitungszeit: 40 Minuten

1 Die Walnusskerne hacken und mit der Tapenade mischen. Das Fleisch kalt abspülen, trockentupfen und mit Salz und Pfeffer würzen. Das Fleisch mit der Nussmasse bestreichen, zusammenklappen und mit Holzspießchen feststecken.

2 1 Esslöffel Olivenöl in einer beschichteten Pfanne erhitzen und die Steaks darin auf jeder Seite 4 Minuten braten. In Alufolie wickeln und warm stellen.

3 Die Zwiebeln abziehen und fein würfeln. Die Austernpilze putzen, mit einem feuchten Küchenpapier abreiben und eventuell kleiner schneiden. Die Artischockenherzen abtropfen lassen und vierteln. Die Petersilie waschen, trockenschütteln und die Blättchen hacken.

4 1 Esslöffel Olivenöl in der Pfanne erhitzen und die Zwiebelwürfel darin anbraten. Die Pilze zufügen und weitere 4 Minuten unter Wenden braten. Die Artischockenherzen zufügen und weitere 2 Minuten braten. Alles mit Salz und Pfeffer würzen, mit der Brühe ablöschen und aufkochen lassen. Die Crème légère unterrühren und nochmals mit Salz und Pfeffer abschmecken. Die Schmetterlingssteaks mit der Sauce anrichten und mit Petersilie bestreut servieren.

Tipp: Tapenade können Sie auch leicht selbst herstellen: 500 Gramm schwarze Oliven ohne Stein mit 2 Sardellenfilets, 2 Knoblauchzehen, 1 Esslöffel Kapern und Olivenöl im Mixer pürieren.

senfmedaillons

herzhaft pikant

für 2 Portionen

5 g getrocknete Steinpilze
200 ml Gemüsebrühe
2 Zwiebeln
2 Stangen Porree (300 g)
150 g Kartoffeln
6 kleine Schweinemedaillons
  (à 40 g)
Salz
Pfeffer
3 TL Dijonsenf
2 EL Olivenöl
50 g Crème légère

Zubereitungszeit: 45 Minuten

1 Die Steinpilze waschen und abtropfen lassen. Die Gemüsebrühe aufkochen und die Pilze darin 15 Minuten einweichen.

2 Die Zwiebeln abziehen und in 1 Zentimeter große Würfel schneiden. Den Porree putzen, waschen und in Ringe schneiden. Die Kartoffeln schälen und in 1 Zentimeter große Würfel schneiden.

3 Die Medaillons trockentupfen und mit Salz und Pfeffer würzen. Das Fleisch auf beiden Seiten mit 2 Teelöffeln Senf bestreichen. Das Öl in einer beschichteten Pfanne erhitzen und die Medaillons darin auf jeder Seite 2 Minuten braten. Herausnehmen und beiseitestellen.

4 Die Zwiebeln im Bratöl anbraten, Porree und Kartoffeln zufügen und ebenfalls anbraten. Die Steinpilze mitsamt der Brühe hinzufügen. Alles mit Salz und Pfeffer würzen und zugedeckt 10 Minuten schmoren. Die Medaillons auf das Gemüse legen und zugedeckt weitere 3 Minuten garen.

5 Die Medaillons warm stellen. 1 Teelöffel Senf und die Crème légère in das Gemüse rühren. Nochmals mit Salz und Pfeffer abschmecken und mit den Medaillons auf Tellern anrichten.

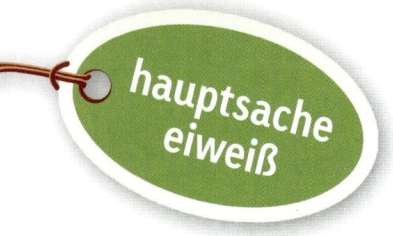

schnitzelauflauf
mit Paprika

für 2 Portionen

je 1 rote, gelbe und grüne
  Paprikaschote (500 g)
1 Fenchelknolle (200 g)
2 Putenschnitzel (à 150 g)
Salz
Pfeffer
2 EL Olivenöl
2 Knoblauchzehen
3 TL Pesto rosso (aus dem Glas)
75 g Crème balance flüssig
  (7,5 % Fett)
75 g Mozzarella light
  (9,8 % Fett absolut)

Zubereitungszeit: 60 Minuten

1 Die Paprikaschoten waschen, von Kernen und Trennhäuten befreien und längs vierteln. Mit der Hautseite nach oben auf den Gitterrost des Backofens legen und unter dem Grill überbacken, bis die Haut Blasen wirft und schwarz wird. Mit nassem Küchenpapier abdecken und etwas ziehen lassen.

2 Den Fenchel waschen, putzen, dabei etwas Grün zum Garnieren beiseitelegen. Fenchel halbieren, vom Strunk befreien und in Scheiben schneiden. Von den Paprikaschoten die Haut abziehen.

3 Die Schnitzel trockentupfen, jeweils in 3 Stücke schneiden und mit Salz und Pfeffer würzen. Das Öl in einer beschichteten Pfanne erhitzen, die Schnitzel darin von jeder Seite 2 Minuten braten und wieder herausnehmen. Den Fenchel im Bratöl von beiden Seiten 2 Minuten braten. Mit Salz und Pfeffer würzen und herausnehmen.

4 Den Backofen auf 220 °C (Umluft: 200 °C, Gas: Stufe 4–5) vorheizen. Den Knoblauch abziehen und durch die Presse drücken. Mit Pesto und Crème balance verrühren und mit Salz und Pfeffer würzen. Den Mozzarella abtropfen lassen und in kleine Würfel schneiden.

5 Paprika, Fenchel und Schnitzel in eine Gratinform schichten, mit der Pestosauce begießen und mit Mozzarella bestreuen. 10 Minuten im Ofen überbacken.

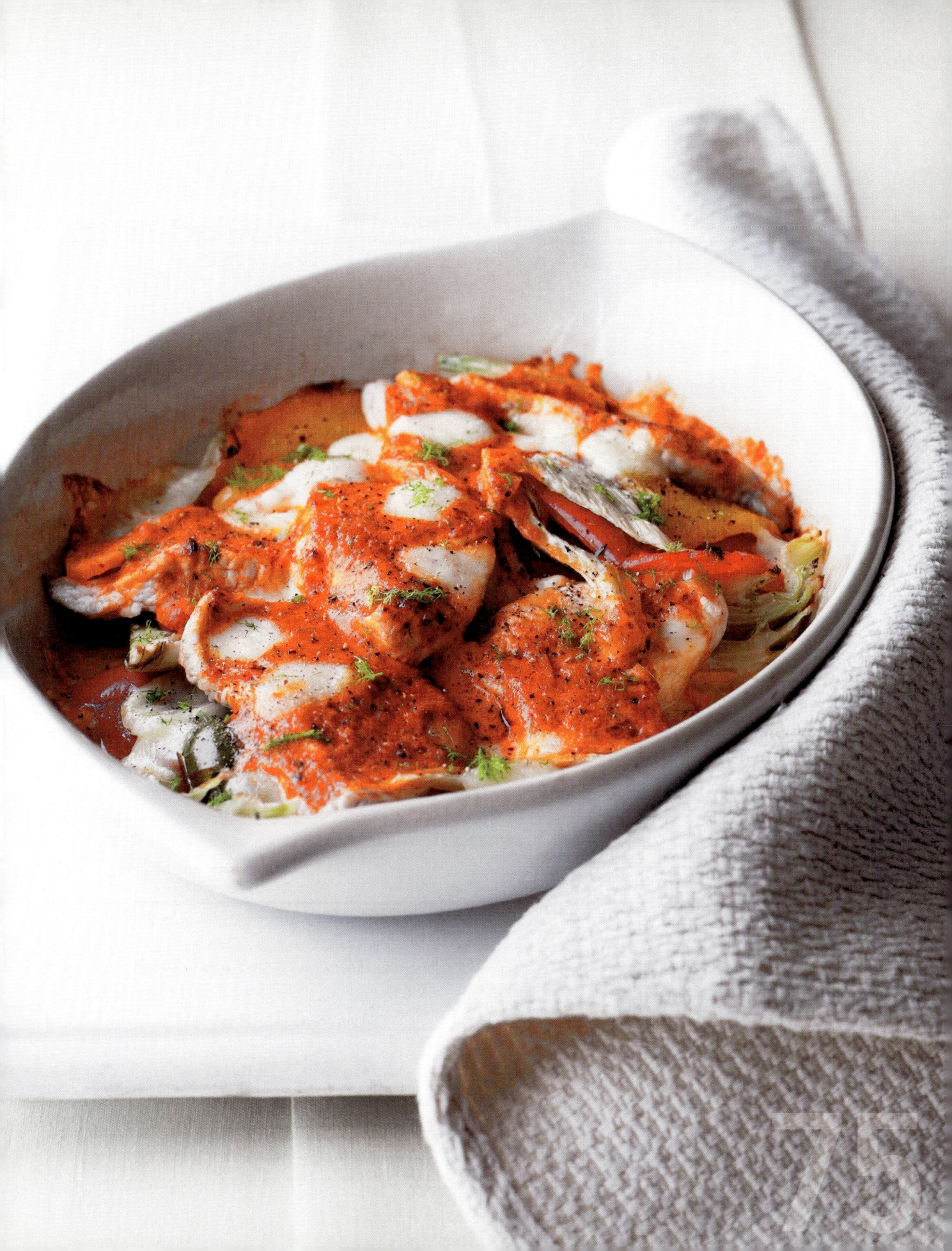

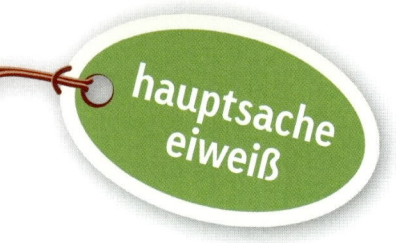

gemüsegratin

mit Hackfleischsauce

für 2 Portionen

100 g Vollkornnudeln,
  z.B. Spiralnudeln
Salz
1 Zwiebel
1 Knoblauchzehe
250 g Zucchini
3 Stängel Thymian
2 EL Olivenöl
250 g Rinderhackfleisch
1 EL Tomatenmark
1 Dose Tomatenstückchen (400 g)
Pfeffer
Chilipulver
1 Radicchio (150 g)
100 g leichter Schafskäse
  (8 % Fett absolut)
3 EL Milch

Zubereitungszeit: 30 Minuten
Backzeit: 20 Minuten

1 Die Nudeln nach Packungsanweisung in Salzwasser bissfest kochen. Abgießen, abschrecken und abtropfen lassen.

2 Zwiebel und Knoblauch abziehen. Die Zwiebel fein würfeln, den Knoblauch durch die Presse drücken. Die Zucchini waschen, putzen und in Scheiben schneiden. Den Thymian waschen, trockenschütteln und die Blättchen abzupfen. Das Öl in einer beschichteten Pfanne erhitzen, die Zucchini darin von beiden Seiten anbraten und herausnehmen.

3 Zwiebel und Knoblauch im Bratöl anbraten. Das Hackfleisch hinzufügen und krümelig braten. Das Tomatenmark kurz anrösten, Thymian und Tomatenstückchen dazugeben und 5 Minuten offen schmoren lassen. Mit Salz, Pfeffer und Chilipulver würzen.

4 Den Radicchio waschen, putzen und in Spalten schneiden, den Strunk dabei herausschneiden. Den Schafskäse zerbröckeln und mit der Milch pürieren. Die Schafskäsecreme mit Salz und Pfeffer würzen.

5 Den Backofen auf 220 °C (Umluft: 200 °C, Gas: Stufe 4–5) vorheizen. Nudeln und Hackfleischsauce mischen. Nudeln mit Sauce, Zucchini und Radicchio abwechselnd in eine Gratinform schichten. Das Schafskäsepüree darauf verteilen. 20 Minuten im Ofen überbacken.

spitzkohlrouladen

mit Rinderhack

für 2 Portionen

1 Spitzkohl (700 g)
3 Frühlingszwiebeln (75 g)
250 g Rinderhackfleisch
1 Eiweiß
3 TL mittelscharfer Senf
Salz
Pfeffer
gemahlener Piment
Cayennepfeffer
150 g Kartoffeln
2 EL Olivenöl
250 ml Gemüsebrühe

außerdem Holzspießchen

Zubereitungszeit: 60 Minuten

1 Den Spitzkohl putzen, waschen und in reichlich kochendes Wasser geben. Nach und nach 8 Blätter ablösen und davon den Strunk flach schneiden. Die Blätter mit Küchenpapier trockentupfen. Den restlichen Kohl vierteln und in breite Streifen schneiden.

2 Die Frühlingszwiebeln putzen, waschen und in feine Ringe schneiden. Frühlingszwiebeln, Hackfleisch, Eiweiß und 1 Teelöffel Senf verkneten. Mit Salz, Pfeffer, Piment und Cayennepfeffer würzen. Die Masse zu 8 länglichen Frikadellen formen. Je 1 Frikadelle auf 1 Kohlblatt legen, zu Rouladen rollen und mit Holzspießchen feststecken.

3 Die Kartoffeln schälen und würfeln. Das Öl in einem Schmortopf erhitzen, die Rouladen darin von allen Seiten anbraten und herausnehmen. Kartoffeln und Kohlstreifen im Bratöl andünsten, mit der Brühe ablöschen und mit Salz, Pfeffer und Cayennepfeffer würzen. Die Rouladen auf das Gemüse legen und zugedeckt 20 Minuten schmoren. Gemüse mit 2 Teelöffeln Senf, Salz und Pfeffer abschmecken.

Tipp: Statt sie mit Holzspießchen festzustecken, können Sie die Kohlrouladen auch mit Bindfaden schnüren. Dann halten sie beim Anbraten etwas besser zusammen.

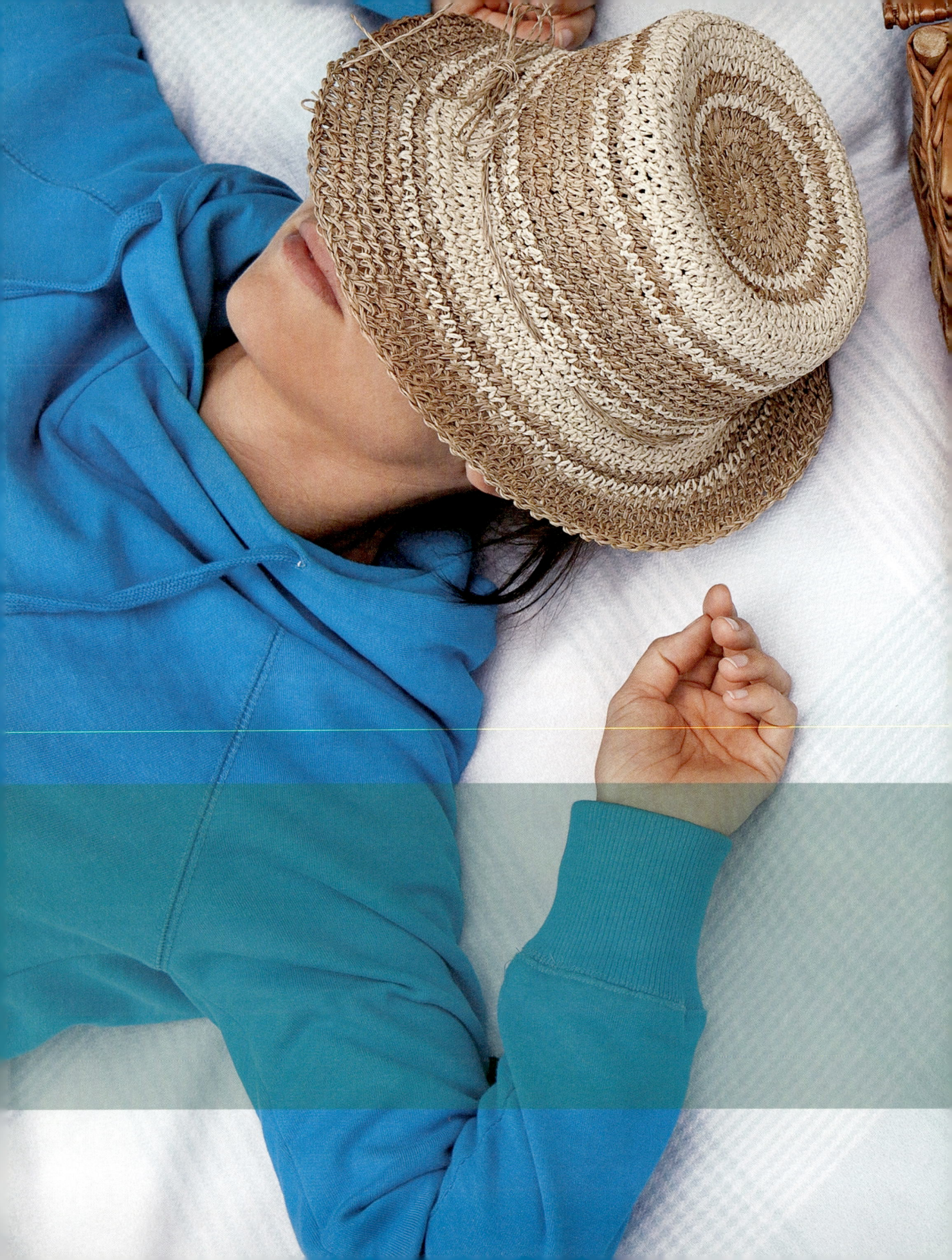

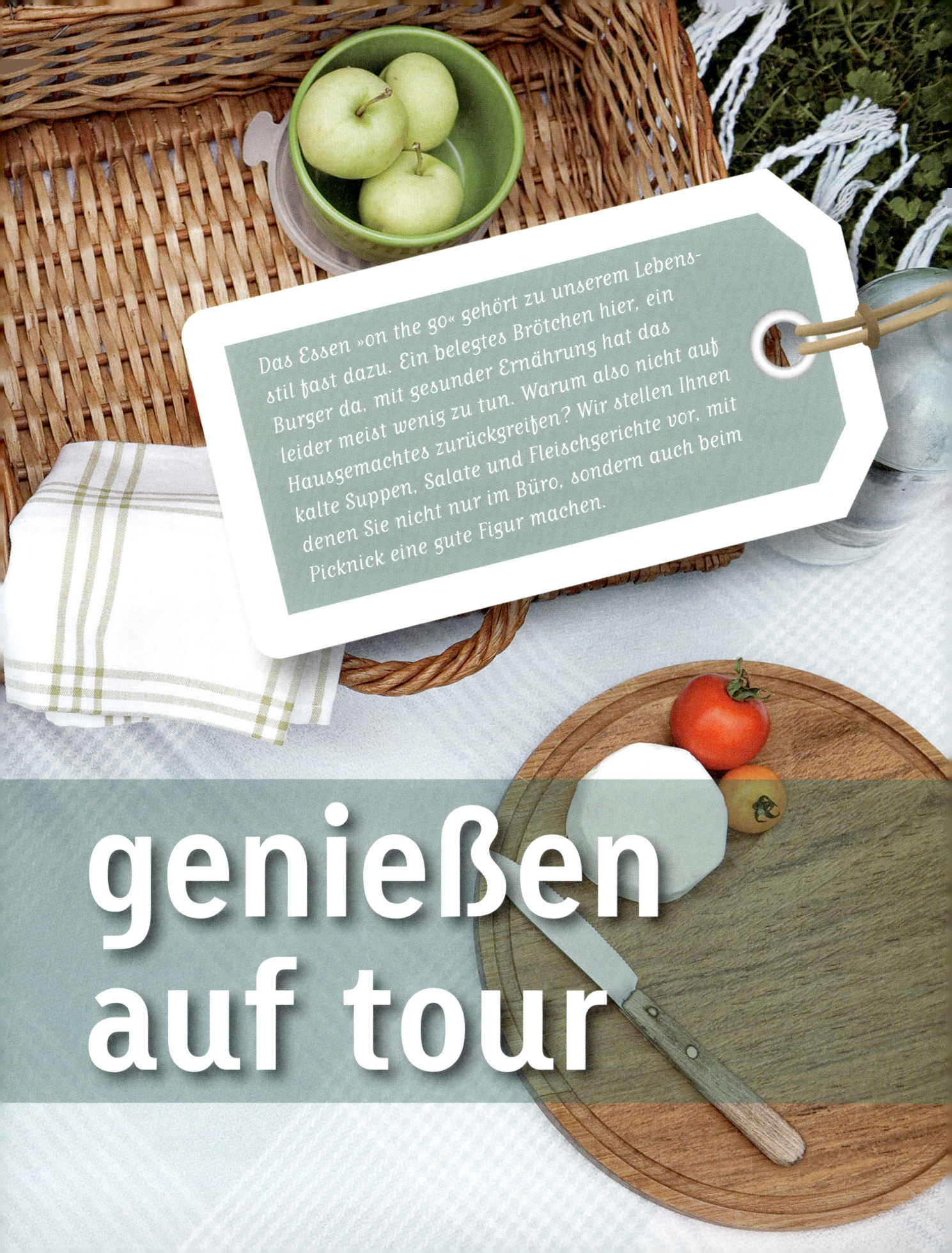

Das Essen »on the go« gehört zu unserem Lebens-stil fast dazu. Ein belegtes Brötchen hier, ein Burger da, mit gesunder Ernährung hat das leider meist wenig zu tun. Warum also nicht auf Hausgemachtes zurückgreifen? Wir stellen Ihnen kalte Suppen, Salate und Fleischgerichte vor, mit denen Sie nicht nur im Büro, sondern auch beim Picknick eine gute Figur machen.

genießen auf tour

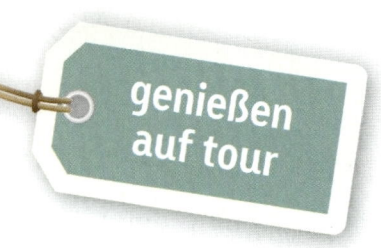
eiersalat

mit Artischocken

für 2 Portionen

4 Eier
250 g Champignons
1 Bund Frühlingszwiebeln (150 g)
2 EL Olivenöl
Salz
Pfeffer
1 Dose Artischockenherzen
   (240 g Abtropfgewicht)
1/4 Bund Basilikum
3 EL weißer Aceto balsamico
1 TL mittelscharfer Senf
1 TL Honig

Zubereitungszeit: 35 Minuten

1 Die Eier in Wasser 9 Minuten kochen. Abschrecken, pellen und abkühlen lassen. Die Champignons putzen, mit einem feuchten Küchenpapier abreiben und in Viertel schneiden. Die Frühlingszwiebeln putzen, waschen und in Ringe schneiden.

2 1 Teelöffel Olivenöl in einer beschichteten Pfanne erhitzen. Die Champignons darin scharf anbraten. Die Frühlingszwiebeln zufügen und kurz mitbraten. Mit Salz und Pfeffer würzen. Abkühlen lassen.

3 Die Artischockenherzen abtropfen lassen und vierteln. Basilikum waschen, trockenschütteln und die Blättchen in Streifen schneiden. Essig, Senf, Honig und Basilikum verrühren. Mit Salz und Pfeffer würzen. Das restliche Öl unterrühren.

4 Die Eier in Spalten schneiden. Champignons, Frühlingszwiebeln, Artischockenherzen und Vinaigrette mischen. Die Eispalten darauf verteilen. Nochmals mit Salz und Pfeffer abschmecken und in ein verschließbares Gefäß geben.

Tipp: Eine raffiniert andere Geschmacksnote erhält der Eier- Artischocken-Salat, wenn Sie zum Verfeinern statt Basilikum frische Minzeblättchen verwenden.

bulgursalat

mit Schafskäse

für 2 Portionen

50 g Bulgur (Weizenschrot)
125 ml Gemüsebrühe (Instant)
1 kleine Gemüsezwiebel (100 g)
2 Fleischtomaten (300 g)
1/2 Salatgurke (250 g)
1/2 Bund glatte Petersilie
3 Stängel Basilikum
100 g Schafskäse leicht
1 Knoblauchzehe
150 g Magermilchjoghurt
2 TL Zitronensaft
1 TL Honig
2 EL Olivenöl
Pulbiber (Chiliflocken; aus dem
  türkischen Lebensmittelgeschäft)
Salz
Pfeffer
gemahlener Kreuzkümmel

Zubereitungszeit: 30 Minuten
Einweichzeit: 30 Minuten

1 Den Bulgur mit der kochenden Brühe übergießen und zugedeckt 30 Minuten ziehen lassen.

2 Die Gemüsezwiebel abziehen und grob würfeln. Die Fleischtomaten waschen, putzen und in Stücke schneiden. Die Salatgurke waschen, schälen, längs halbieren und die Kerne mit einem Teelöffel herausschaben. Die Gurke in Würfel schneiden. Petersilie und Basilikum waschen, trockenschütteln, die Blättchen abzupfen und hacken. Den Schafskäse in Würfel schneiden.

3 Bulgur, Gemüsezwiebel, Tomaten, Gurke, Schafskäse, Petersilie und Basilikum mischen und in ein verschließbares Gefäß füllen.

4 Den Knoblauch abziehen und durch die Presse drücken. Mit dem Joghurt, Zitronensaft, Honig und Olivenöl verrühren. Mit Pulbiber, Salz, Pfeffer und Kreuzkümmel würzen. Die Sauce separat verpacken und kurz vor dem Essen über den Salat gießen.

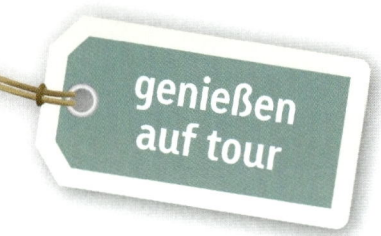

gefüllte tomaten
mit Pesto

für 2 Portionen

4 mittelgroße Tomaten
  (à ca. 90 g)
1 Zwiebel
1 kleiner Zucchino (125 g)
1 EL Olivenöl
75 g Mozzarella light
  (9 % Fett absolut)
1/2 Bund Basilikum
Salz
Pfeffer
1 TL Pesto rosso
  (aus dem Glas)

Zubereitungszeit: 30 Minuten

1 Die Tomaten waschen und jeweils einen Deckel abschneiden. Die Tomaten mit einem Teelöffel oder Kugelausstecher aushöhlen. Die Zwiebel abziehen und fein würfeln. Den Zucchino waschen, putzen und ebenfalls fein würfeln.

2 Das Olivenöl in einer beschichteten Pfanne erhitzen und die Zwiebelwürfel darin anbraten. Den Zucchino dazugeben und mitbraten. Abkühlen lassen.

3 Den Mozzarella abtropfen lassen und in kleine Würfel schneiden. Die Tomatendeckel ebenfalls würfeln. Das Basilikum waschen, trockenschütteln und die Blättchen in Streifen schneiden.

4 Basilikum, Tomatenwürfel und Mozzarella unter das Zucchinigemüse heben. Mit Salz, Pfeffer und rotem Pesto würzen. Die Mischung in die Tomaten füllen und die Tomaten in ein verschließbares Gefäß geben.

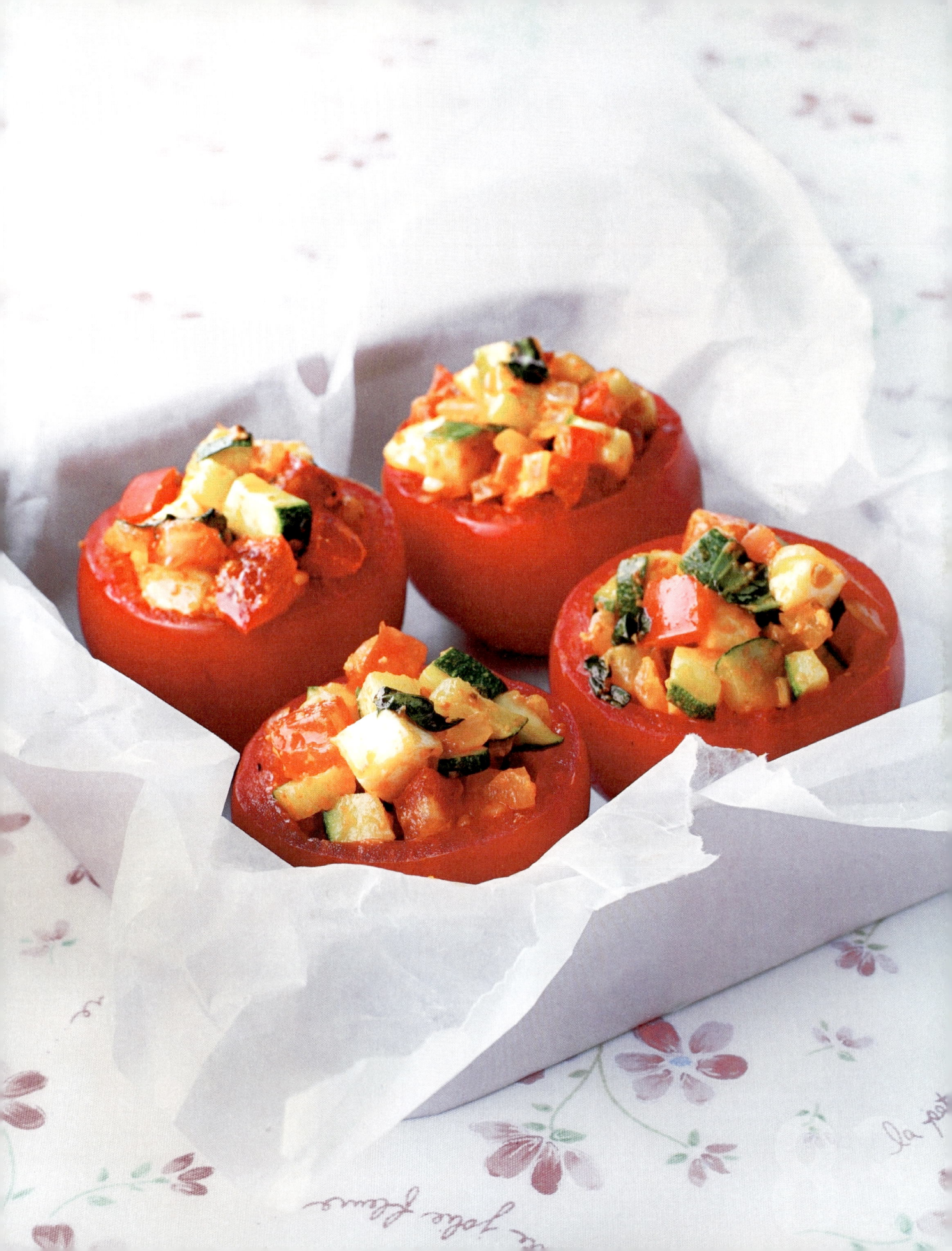

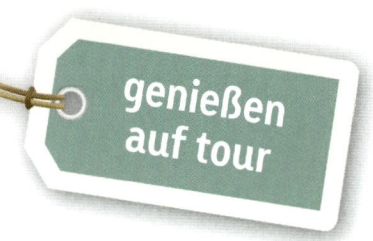

rote-linsen-salat
mit Thunfisch

für 2 Portionen

1 Knoblauchzehe
150 g rote Linsen
300 ml Gemüsebrühe
1 TL Currypulver
1 Orange (250 g)
1 rote Zwiebel
1 Dose Thunfisch naturell
  (135 g Abtropfgewicht)
200 g Staudensellerie
1/2 Bund glatte Petersilie
150 g Magermilchjoghurt
1 TL Honig
1/2 TL Harissa (Chilipaste)
Salz
Pfeffer
gemahlener Zimt
gemahlener Koriander

Zubereitungszeit: 30 Minuten
+ Abkühlzeit

1 Den Knoblauch abziehen und durch die Presse drücken. Die Linsen in der Gemüsebrühe mit Knoblauch und Currypulver etwa 10 Minuten leise kochen lassen, bis die Brühe vollständig aufgesogen ist. Die Linsen abkühlen lassen.

2 Die Orange schälen, dabei die weiße Haut mit entfernen. Die Orangenfilets zwischen den Trennhäuten mit einem scharfen Messer herausschneiden. Den Saft auffangen. Die Zwiebel abziehen und in halbe Ringe schneiden. Den Thunfisch abtropfen lassen und mit einer Gabel etwas zerpflücken. Den Sellerie waschen, putzen und in Scheiben schneiden.

3 Die Petersilie waschen, trockenschütteln und die Blättchen abzupfen. Joghurt, Honig und Harissa verrühren. Mit Salz, Pfeffer, Zimt und Koriander würzen.

4 Linsen, Orangenfilets und -saft, Zwiebel, Thunfisch, Petersilienblätter und Staudensellerie in einer Schüssel mit dem Joghurtdressing mischen und den Salat in ein verschließbares Gefäß füllen.

feines gemüse

mit Bündnerfleisch

für 2 Portionen

8 dünne Möhren (200 g)
8 Stangen grüner Spargel (300 g)
1 Schalotte
1 unbehandelte Zitrone
1 EL Olivenöl
1 TL Honig
Salz
grob gemahlener Pfeffer
4 Scheiben Parmaschinken (50 g)
8 Scheiben Bündnerfleisch (50 g)

Zubereitungszeit: 45 Minuten

1 Die Möhren waschen und schälen. Den Spargel waschen, das untere Drittel schälen und die Enden abschneiden. Die Schalotte abziehen und in feine Würfel schneiden. Die Zitrone heiß waschen und die Schale mit einem Zestenreißer in dünnen Streifen abziehen. Zitrone halbieren und eine Hälfte auspressen.

2 Das Olivenöl in einer Pfanne erhitzen und die Schalotte darin anbraten. Möhren, Spargel, Zitronenschale und Honig zufügen. Mit 3 Esslöffeln Wasser ablöschen, Zitronensaft zugeben und mit Salz und Pfeffer würzen. Zugedeckt bei mittlerer Hitze 8 Minuten dünsten. Abkühlen lassen.

3 Den Parmaschinken quer halbieren. Möhren und Spargelstangen jeweils mit 1 halbierten Scheibe Parmaschinken oder 1 Scheibe Bündnerfleisch umwickeln. Mit grobem Pfeffer bestreuen und in ein verschließbares Gefäß geben.

Tipp: Die Möhren und die Spargelstangen sollten vor dem Umwickeln mit dem Schinken und dem Bündnerfleisch vollständig abgekühlt sein. Wer mag, kann das Gemüse bereits am Vortag zubereiten und abgedeckt in den Kühlschrank stellen – dann zieht die würzige Marinade besonders gut durch.

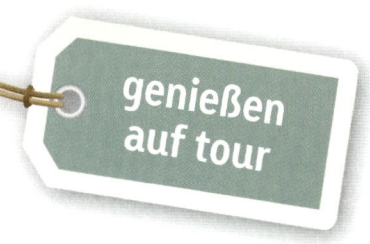
spinatbuletten

mit Pesto-Senf

für 2 Portionen

100 g Blattspinat (tiefgekühlt)
1 EL Pinienkerne
2 getrocknete Aprikosen (20 g)
1 kleine Zwiebel
1 Knoblauchzehe
2 EL Olivenöl
Salz
Zitronenpfeffer
250 g Rinderhackfleisch
1 Eiweiß
1 EL Tomatenmark
gemahlener Koriander
2 EL mittelscharfer Senf
1 TL Pesto (aus dem Glas)

Zubereitungszeit: 40 Minuten
+ Auftauzeit

1 Den Spinat in einem Sieb auftauen lassen. Die Pinienkerne in einer beschichteten Pfanne ohne Fett rösten. Herausnehmen und abkühlen lassen. Die Aprikosen fein würfeln. Die Zwiebel und den Knoblauch abziehen. Zwiebel fein würfeln, Knoblauch durch die Presse drücken.

2 1 Esslöffel Olivenöl in einer beschichteten Pfanne erhitzen. Je die Hälfte Zwiebel und Knoblauch darin anbraten. Den Spinat ausdrücken, hacken, zufügen und ca. 3 Minuten mitbraten. Mit Salz und Zitronenpfeffer würzen. Den Spinat abkühlen lassen.

3 Hackfleisch, Spinat, Aprikosenwürfel, Pinienkerne, Eiweiß, übrige Zwiebel und Knoblauch sowie Tomatenmark verkneten. Mit Salz, Zitronenpfeffer und Koriander würzen. Aus der Masse 10 kleine Buletten formen. 1 Esslöffel Olivenöl in einer beschichteten Pfanne erhitzen und die Buletten darin auf jeder Seite ca. 4 Minuten bei mittlerer Hitze braten. Herausnehmen und abkühlen lassen.

4 Den Senf mit dem Pesto verrühren. Die Spinatbuletten in ein verschließbares Gefäß geben. Den Pesto-Senf separat verpacken und dazu reichen.

Tipp: Für die Spinatbuletten ungewürzten und unverfeinerten Blattspinat verwenden. Rahmspinat eignet sich für die Zubereitung nicht, da er zu cremig ist.

maisfrikadellen

mit pikanter Vinaigrette

für 2 Portionen

1 Zwiebel
1 Knoblauchzehe
1 kleine rote Chilischote
4 Tomaten (300 g)
1 EL Kapern
250 g Rinderhackfleisch
50 g Magerquark
50 g Gemüsemais (aus der Dose)
Salz
Pfeffer
2 EL Olivenöl
2 EL Weißweinessig
2 EL Tomatenketchup
1 kleiner Römersalat (175 g)

Zubereitungszeit: 45 Minuten

1 Die Zwiebel und den Knoblauch abziehen. Zwiebel fein würfeln, Knoblauch durch die Presse drücken. Die Chilischote waschen, putzen, entkernen und fein würfeln. 1 Tomate waschen, putzen, vierteln, entkernen und in kleine Würfel schneiden. Die Kapern hacken.

2 Hackfleisch, Zwiebel bis auf 1 Teelöffel, Knoblauch, die Hälfte der Chilischote, Kapern und Magerquark verkneten. Tomatenwürfel und Maiskörner unterkneten. Mit Salz und Pfeffer würzen. Aus der Masse mit angefeuchteten Händen kleine Frikadellen formen.

3 1 Esslöffel Olivenöl in einer beschichteten Pfanne erhitzen und die Frikadellen darin von beiden Seiten 6 Minuten braten. Herausnehmen und abkühlen lassen.

4 Essig, Ketchup, restliche Chilischote und Zwiebelwürfel, Salz und Pfeffer verrühren, 1 Esslöffel Olivenöl unterrühren. 3 Tomaten waschen, putzen und in Spalten schneiden. Den Römersalat putzen, waschen, trockenschütteln und in Streifen schneiden. Tomaten und Salat mit der Vinaigrette mischen und mit den Frikadellen in ein verschließbares Gefäß geben.

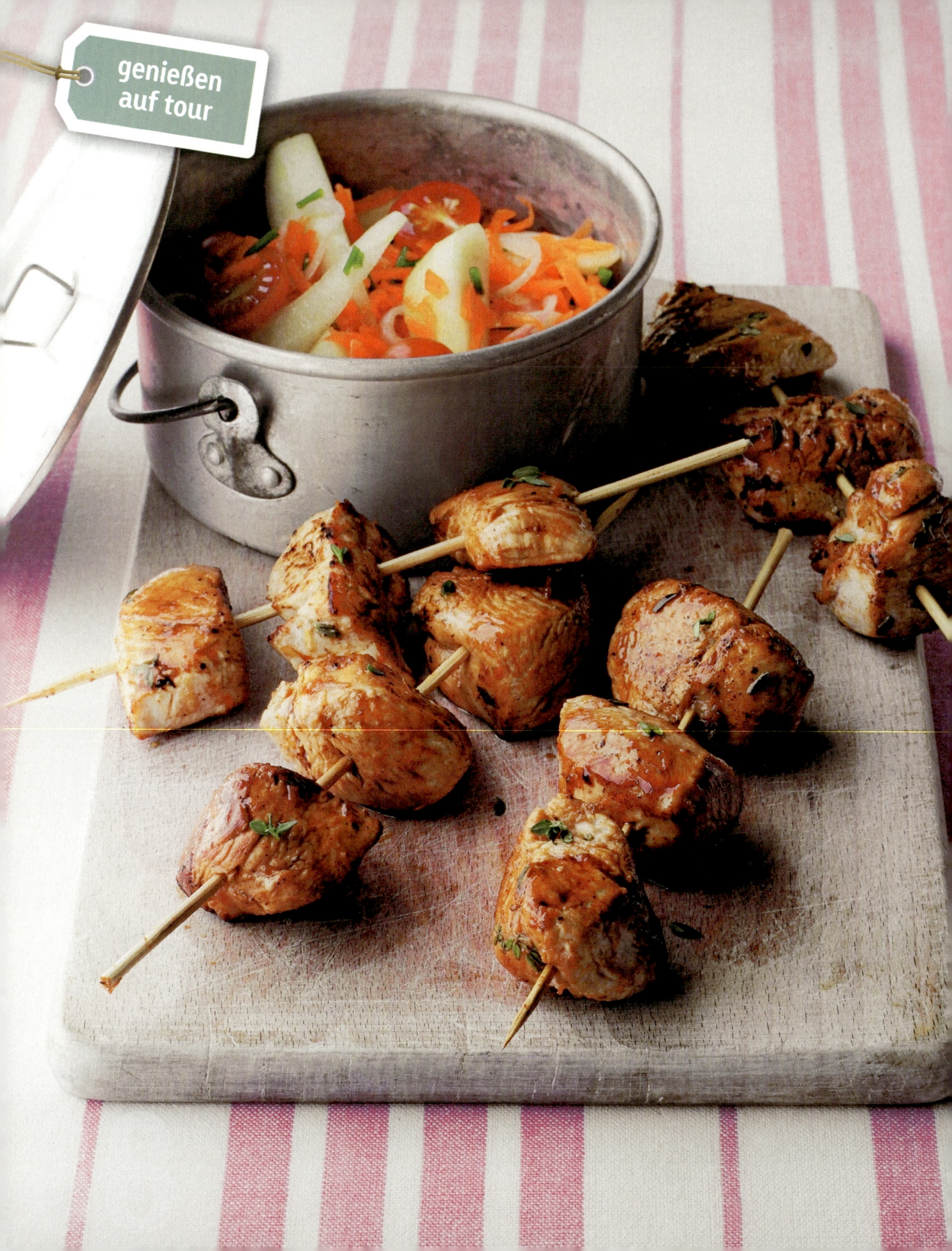

genießen
auf tour

hähnchenspieße
mit fruchtigem Salat

für 2 Portionen

2 Hähnchenfilets (à 150 g)
1 unbehandelte Zitrone
3 Zweige Thymian
2 TL Honig
Salz
Pfeffer
1 Schalotte
300 g Cocktailtomaten
200 g Möhren
1/2 Bund Schnittlauch
1 Birne (150 g)
1 EL Obstessig
2 EL Olivenöl

außerdem 4 Holzspieße

Zubereitungszeit: 40 Minuten
Marinierzeit: 60 Minuten

1 Die Hähnchenfilets kalt abspülen, trockentupfen und grob würfeln. Die Zitrone heiß waschen, trockenreiben und die Schale abreiben. Zitrone halbieren und auspressen. Thymian waschen, trockenschütteln und die Blättchen hacken.

2 Zitronenschale, 2 Esslöffel Zitronensaft, Thymian, 1 Teelöffel Honig, Salz und Pfeffer verrühren. Fleischwürfel mit der Marinade mischen und zugedeckt 1 Stunde kalt stellen.

3 Die Schalotte abziehen und in halbe Ringe schneiden. Die Tomaten waschen und halbieren. Die Möhren waschen, schälen und grob raspeln. Den Schnittlauch waschen, trockenschütteln und in feine Röllchen schneiden. Die Birne waschen, schälen, vierteln und in Stücke schneiden. Mit 1 Teelöffel Zitronensaft beträufeln.

4 Essig, 2 Esslöffel Zitronensaft, 1 Teelöffel Honig, Salz, Pfeffer, 1 1/2 Esslöffel Olivenöl und Schnittlauch verrühren. Schalotte, Tomaten, Möhren und Birne mit der Vinaigrette mischen. Den Salat in ein verschließbares Gefäß geben.

5 Das Fleisch aus der Marinade nehmen, trockentupfen und auf Holzspieße stecken. 1/2 Esslöffel Öl in einer beschichteten Pfanne erhitzen. Spieße darin 6 Minuten braten. Hähnchenspieße herausnehmen und abkühlen lassen. Mit dem Salat servieren.

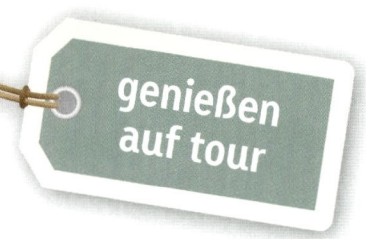

pilz-hack-taler

mit feiner Sauce

für 2 Portionen

10 g getrocknete Steinpilze
50 g Erbsen (tiefgekühlt)
1 Schalotte
1 Knoblauchzehe
1/2 Bund glatte Petersilie
250 g Rinderhackfleisch
4 EL Magerquark (80 g)
Salz
Pfeffer
Piment
1 EL Olivenöl
40 g leichte Salatcreme
  (15 % Fett)
1 TL grober Senf
1 TL süßer Senf

Zubereitungszeit: 45 Minuten
Einweichzeit: 30 Minuten

1 Die Steinpilze in ein Sieb geben, waschen und in 125 Milliliter heißem Wasser ca. 30 Minuten einweichen. Die Erbsen in einem Sieb auftauen lassen.

2 Die Schalotte und den Knoblauch abziehen. Schalotte in feine Würfel schneiden, Knoblauch durch die Presse drücken. Die Petersilie waschen, trockenschütteln und die Blättchen hacken.

3 Die Steinpilze abtropfen lassen, dabei das Einweichwasser auffangen. Steinpilze hacken und mit Hackfleisch, 2 Esslöffeln Magerquark, den Erbsen, der Hälfte der Petersilie, Schalotte und Knoblauch verkneten. Mit Salz, Pfeffer und Piment würzen. Aus der Masse 12 flache Taler mit 5 Zentimeter Durchmesser formen. Das Öl in einer Pfanne erhitzen und die Taler darin von jeder Seite etwa 3 Minuten braten. Herausnehmen und abkühlen lassen.

4 Das Einweichwasser der Pilze in das Bratöl geben und auf etwa 3 Esslöffel Flüssigkeit einkochen lassen. Durch ein Sieb gießen und abkühlen lassen.

5 2 Esslöffel Quark, Salatcreme, eingekochtes Steinpilzwasser, übrige Petersilie und beide Senfsorten verrühren. Mit Salz und Pfeffer abschmecken.

Tipp: Noch feiner schmeckt die Sauce, wenn sie mit frischem, fein gehacktem Estragon abgerundet wird.

putenfilet
mit Sellerie-Apfel-Vinaigrette

für 2 Portionen

250 g Putenbrustfilet
Salz
Pfeffer
Cayennepfeffer
2 EL Olivenöl
1 Zwiebel
150 g Staudensellerie
1 rotschaliger Apfel (175 g)
1/2 Bund glatte Petersilie
3 EL weißer Aceto balsamico
1 TL Honig
2 Scheiben Vollkornbrot (à 50 g)

Zubereitungszeit: 30 Minuten

1 Das Putenbrustfilet unter kaltem Wasser abspülen, mit Küchenpapier trockentupfen und in 4 Medaillons schneiden. Mit Salz, Pfeffer und Cayennepfeffer würzen. 1 Teelöffel Öl in einer beschichteten Pfanne erhitzen und die Medaillons darin auf jeder Seite etwa 3 Minuten braten. Herausnehmen und abkühlen lassen.

2 Die Zwiebel abziehen und in feine Würfel schneiden. Den Sellerie waschen, putzen und ebenfalls fein würfeln. Den Apfel waschen, vierteln, entkernen und in feine Würfel schneiden. Die Petersilie waschen, trockenschütteln und die Blättchen fein hacken.

3 Essig, Honig, Salz, Pfeffer, Cayennepfeffer und restliches Olivenöl verrühren. Die Petersilie unterrühren. Die Vinaigrette mit den Zwiebel-, Staudensellerie- und Apfelwürfeln mischen.

4 Medaillons und Sellerie-Apfel-Vinaigrette in ein verschließbares Gefäß geben. Mit dem Vollkornbrot servieren.

Tipp: Statt Vollkornbrot können Sie zum Putenfilet auch einen Kartoffelsalat reichen. Die Sellerie-Apfel-Vinaigrette mit 3 Esslöffeln Gemüsebrühe verrühren. 300 Gramm Kartoffeln kochen, pellen, in Scheiben schneiden und noch warm mit der Vinaigrette mischen.

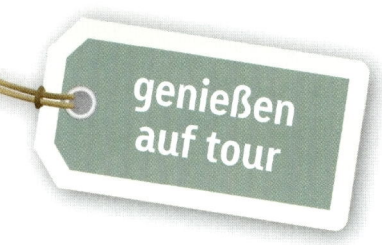
obstsalat

mit Vanillecreme

für 2 Portionen

20 g Haselnussblättchen
gemahlener Zimt
2–3 Orangen (800 g)
1/2 reife Ogen- oder
 Netzmelone (500 g)
125 g Himbeeren
150 g Magerjoghurt
150 g stichfeste saure Sahne
 (10 % Fett)
etwas flüssiges Vanillearoma
2 TL Honig
1 TL Zitronensaft

Zubereitungszeit: 30 Minuten

1 Die Haselnussblättchen in einer beschichteten Pfanne ohne Fett goldbraun rösten. Mit Zimt bestäuben, mischen und auf einem Teller abkühlen lassen.

2 Die Orangen dick schälen, dabei die weiße Haut entfernen. Die Orangenfilets mit einem scharfen Messer zwischen den Trennhäuten herausschneiden. Die Melone entkernen, in Spalten schneiden, schälen und in mundgerechte Stücke schneiden. Die Himbeeren, wenn nötig, vorsichtig waschen und gut abtropfen lassen.

3 Joghurt, saure Sahne, Vanillearoma, Honig und Zitronensaft verrühren. Die Vanillecreme in ein verschließbares Gefäß füllen.

4 Orangen, Melone und Himbeeren vorsichtig mischen und ebenfalls in ein verschließbares Gefäß füllen. Haselnussblättchen extra verpacken. Das Obst anrichten, die Vanillecreme darüber verteilen und mit Haselnussblättchen bestreuen.

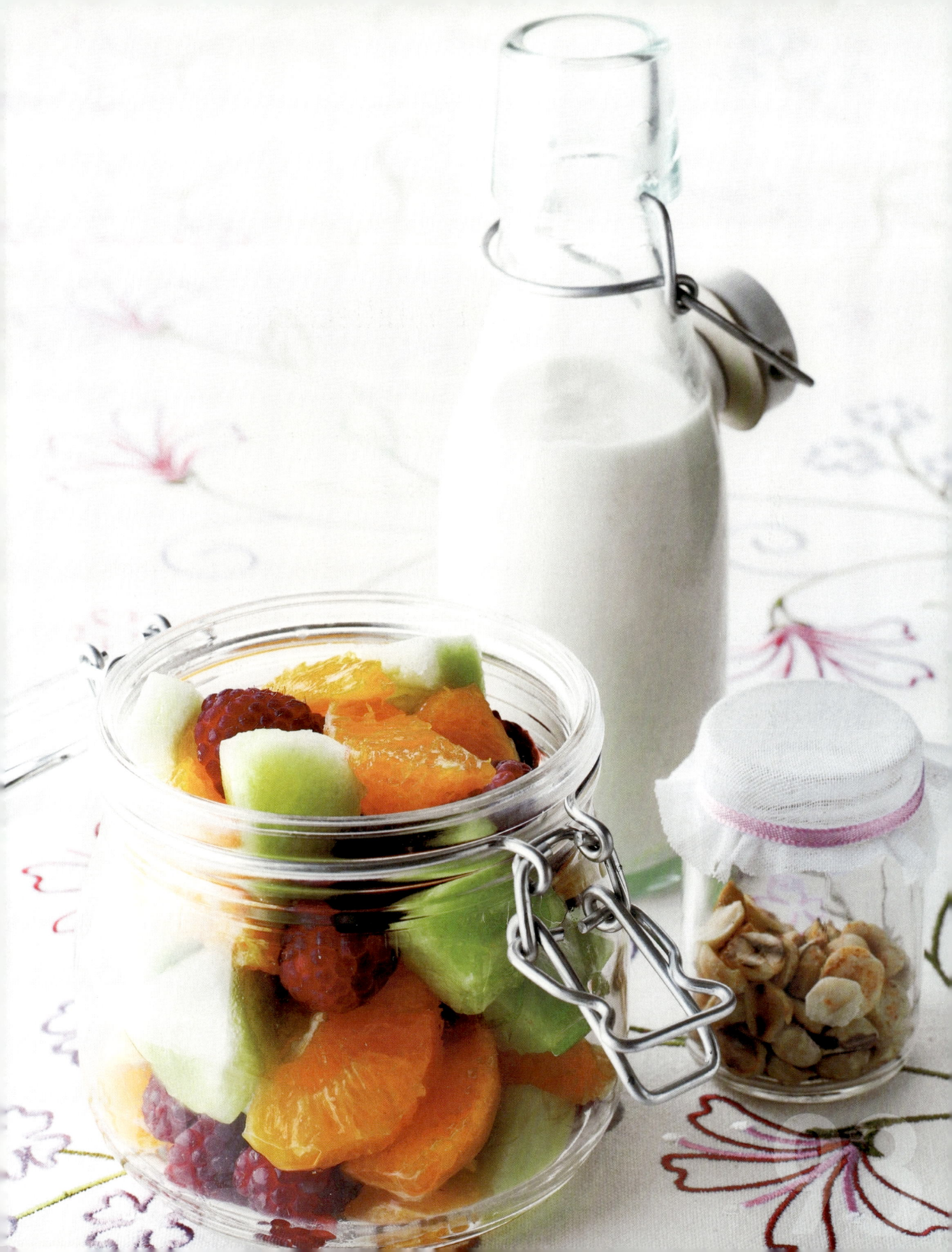

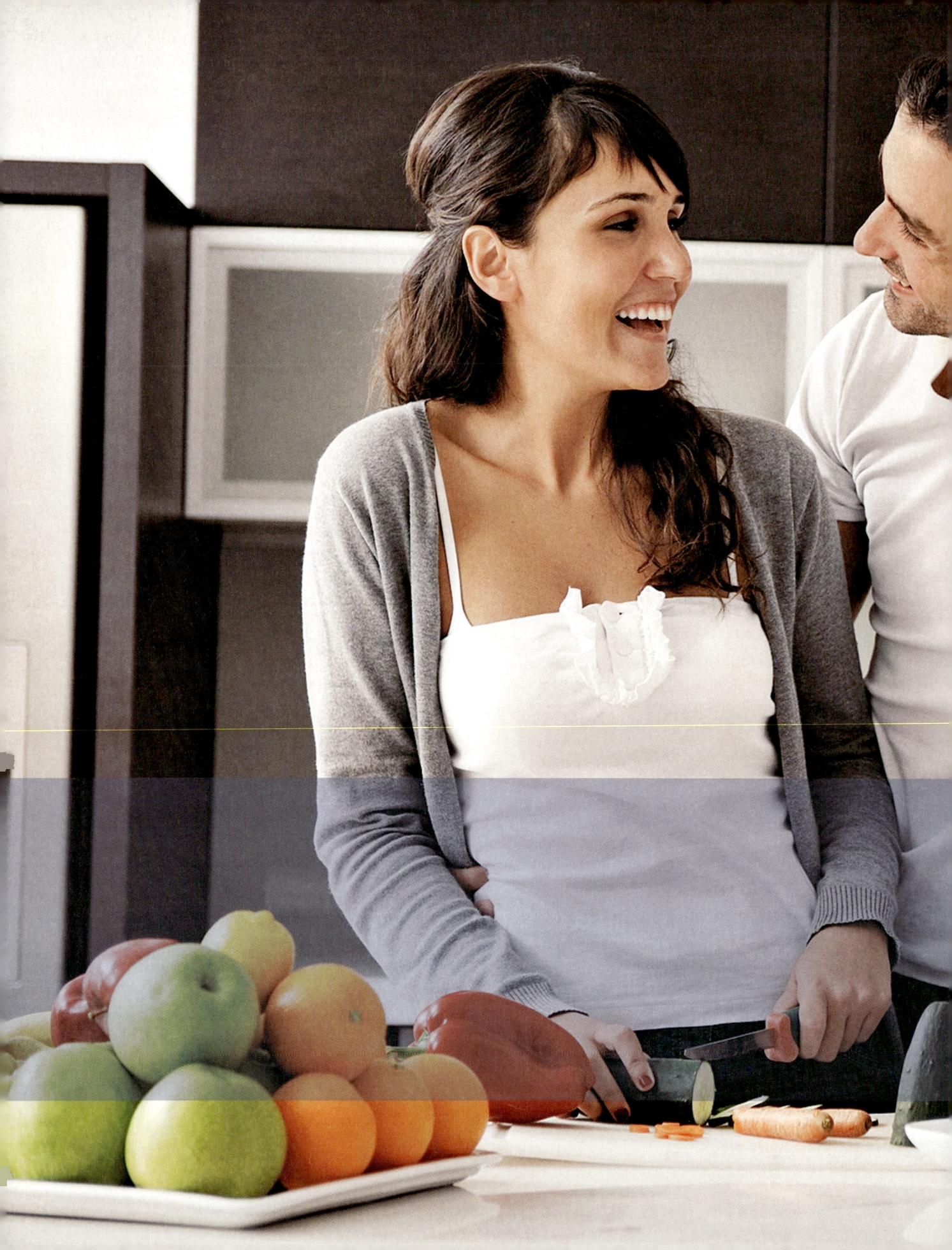

Das gemütliche Kochen bleibt in der Regel Samstag und Sonntag vorbehalten. Dann lädt man gerne Freunde ein, um sie zu verwöhnen oder gemeinsam mit ihnen neue Rezepte auszuprobieren. Wir zeigen Ihnen, dass dies auch figurfreundlich geht. Die richtigen Zutaten — Fleisch oder Fisch mit viel frischem Gemüse — und eine fettarme Zubereitung sind das ganze Geheimnis.

köstliches wochenende

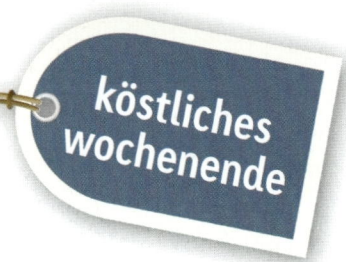

seelachsgulasch
fruchtig

für 2 Portionen

250 g Seelachsfilet

2 EL Zitronensaft

Salz

Pfeffer

10 küchenfertige Garnelen
  (120 g)

1 Mango (500 g)

1 Bund Frühlingszwiebeln (150 g)

1 Knoblauchzehe

5 Cocktailtomaten

1 rote Chilischote

1 EL Olivenöl

150 ml Fischfond (aus dem Glas)

75 g Crème légère

Zubereitungszeit: 45 Minuten

1 Das Seelachsfilet kalt abspülen, trockentupfen und in Würfel schneiden. Mit Zitronensaft beträufeln und mit Salz und Pfeffer würzen. Von den Garnelen mit einem spitzen Messer den schwarzen Darm entfernen. Garnelen waschen und trockentupfen.

2 Die Mango schälen, das Fruchtfleisch in Spalten vom Stein schneiden und würfeln. Die Frühlingszwiebeln putzen, waschen und in Stücke schneiden. Den Knoblauch abziehen und durch die Presse drücken. Die Cocktailtomaten waschen und halbieren. Die Chilischote waschen, entkernen und in Ringe schneiden.

3 Das Öl in einem Topf erhitzen. Die Garnelen darin von jeder Seite anbraten und herausnehmen. Den Knoblauch im Bratöl anbraten. Frühlingszwiebeln und Chilischote mitbraten. Mit Fischfond ablöschen und zugedeckt 5 Minuten kochen.

4 Mango und Seelachs zu den Frühlingszwiebeln geben und weitere 3 Minuten dünsten. Garnelen und Tomaten zugeben und weitere 2 Minuten kochen. Die Crème légère unterrühren und mit Salz und Pfeffer abschmecken.

Tipp: Für das Gulasch können Sie gut tiefgekühlte Garnelen verwenden. Denken Sie aber daran, sie rechtzeitig zum Auftauen in einem Sieb in den Kühlschrank zu stellen.

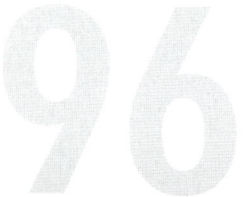

thunfischsteaks
gebacken

für 2 Portionen

1 Knoblauchzehe
1 unbehandelte Zitrone
2 Thunfischsteaks (à 150 g)
Salz
Pfeffer
1 Zwiebel
1 Bund glatte Petersilie
1 Scheibe Vollkorntoast
1 Eiweiß (Größe M)

Zubereitungszeit: 50 Minuten

1 Den Knoblauch abziehen und durch die Presse drücken. Die Zitrone heiß waschen, trockenreiben und die Schale fein abreiben. Zitrone halbieren, eine Hälfte auspressen. Die Thunfischsteaks waschen, trockentupfen und mit Salz und Pfeffer würzen. Mit Zitronenschale und Knoblauch einreiben. Mit 1 Esslöffel Zitronensaft beträufeln und 30 Minuten zugedeckt kalt stellen.

2 Den Backofen auf 200 °C (Umluft: 180 °C, Gas: Stufe 3–4) vorheizen. Die Zwiebel abziehen und grob würfeln. Die Petersilie waschen, trockenschütteln und die Blättchen abzupfen. Beides mit der Toastscheibe im Universalzerkleinerer hacken. Das Eiweiß verquirlen und mit der Zwiebelmischung verrühren. Die Masse mit Salz und Pfeffer würzen.

3 Die Thunfischsteaks in eine flache Auflaufform legen und die Petersilien-Zwiebel-Mischung auf dem Fisch verteilen. Ca. 15 Minuten im Ofen backen. Eventuell zum Schluss den Grill zuschalten und die Thunfischsteaks überbacken, bis die Kruste goldbraun ist.

Tipp: Zu den Thunfischsteaks können Sie einen knackigen Blattsalat mit einer Vinaigrette aus Oliven-öl und Zitronensaft servieren.

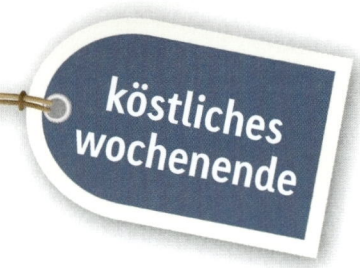
seezungenfilets

auf Gemüsebett gebacken

für 2 Portionen

1 Zwiebel
300 g Möhren
250 g Champignons
2 EL Olivenöl
Salz
Pfeffer
1 Limette
8 kleine oder 4 große See-
    zungenfilets (à 40 bzw. 80 g)
1 Bund Schnittlauch
100 g Crème légère

Zubereitungszeit: 45 Minuten

1 Die Zwiebel abziehen und fein würfeln. Die Möhren schälen, putzen und in Scheiben schneiden. Die Champignons putzen, mit feuchtem Küchenpapier abreiben und in Scheiben schneiden.

2 Das Olivenöl in einem Topf erhitzen und die Zwiebel darin anbraten. Möhren und Champignons zufügen und anbraten. Mit Salz und Pfeffer würzen und zugedeckt 8 Minuten dünsten. Den Backofen auf 200 °C (Umluft: 180 °C, Gas: Stufe 3–4) vorheizen.

3 Die Limette heiß waschen, trockenreiben und die Schale mit einem Zestenreißer in feinen Streifen abziehen. Die Limette halbieren und auspressen. Die Fischfilets waschen und trockentupfen, große Filets halbieren. Die Filets mit Salz und Pfeffer würzen. Mit 1 Esslöffel Limettensaft beträufeln, mit Limettenschale bestreuen und aufrollen.

4 Das Gemüse in eine Auflaufform geben und die Fischfilets darauf verteilen. Ca. 15 Minuten im Ofen backen.

5 Den Schnittlauch waschen, trockenschütteln und in Röllchen schneiden. Die Fischfilets vorsichtig auf einen Teller geben. Crème légère und Schnittlauch in das Gemüse rühren. Das Gemüse mit Salz und Pfeffer abschmecken und mit dem Fisch anrichten.

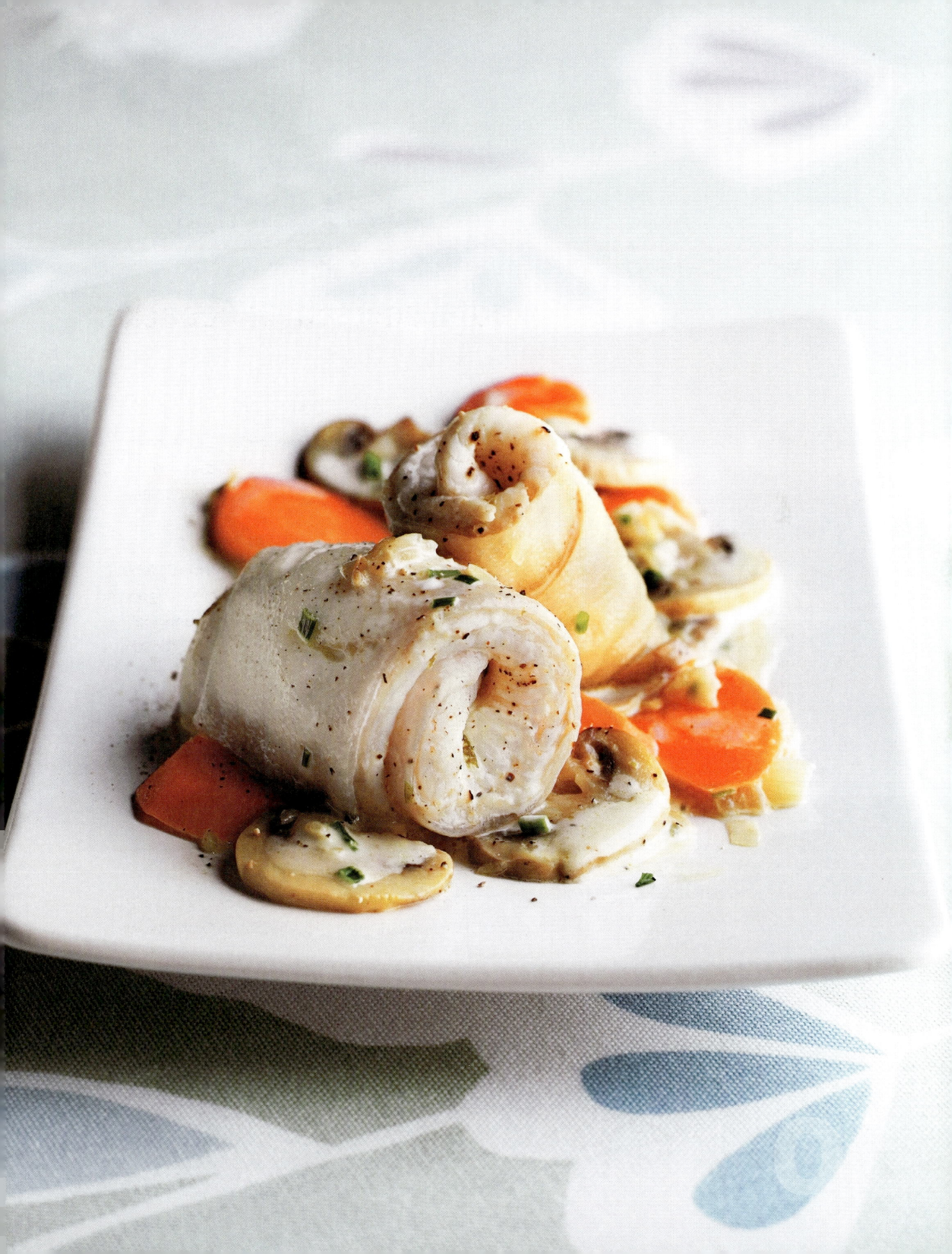

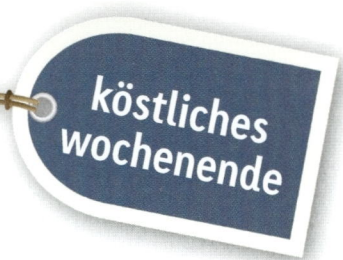
fischspieße

auf mediterrane Art

für 2 Portionen

Rotbarbenfilets (tiefgekühlt)
  (280 g, Abtropfgewicht 230 g)
500 g Tomaten
1 Zwiebel
1 Knoblauchzehe
2 EL Olivenöl
Salz
Pfeffer
2 Zweige Thymian
1 EL Zitronensaft
1 Zucchino (150 g)
1 rote Paprikaschote (150 g)
8 frische kleine Lorbeerblätter

außerdem 4 Schaschlikspieße

Zubereitungszeit: 45 Minuten

1 Die Fischfilets auftauen lassen, kalt abspülen und trockentupfen. Die Filets in 8 Stücke schneiden. Die Tomaten einritzen, überbrühen, abschrecken, häuten und würfeln. Zwiebel und Knoblauch abziehen und fein würfeln.

2 1 Esslöffel Olivenöl in einem Topf erhitzen, Zwiebel und Knoblauch darin anbraten. Tomaten zufügen und mit Salz und Pfeffer würzen. Den Thymian waschen, trockentupfen, die Blättchen abzupfen und zu den Tomaten geben. Die Tomaten zugedeckt 20 Minuten schmoren.

3 Die Rotbarbenfilets mit Zitronensaft beträufeln und mit Salz und Pfeffer würzen. Zucchino und Paprikaschote waschen, putzen und in jeweils 12 Stücke schneiden. Auf jedes Fischfilet 1 Lorbeerblatt legen und mit der Hautseite nach außen zusammenklappen. Je 2 Fischstücke sowie je 3 Zucchini- und Paprikastücke im Wechsel auf 1 Schaschlikspieß stecken.

4 1 Esslöffel Olivenöl in einer beschichteten Pfanne erhitzen und die Spieße darin unter Wenden anbraten. Mit 50 Milliliter Wasser ablöschen und zugedeckt 8 Minuten schmoren. Die Tomatensauce 5 Minuten offen leise kochen lassen. Mit Salz und Pfeffer abschmecken und mit den Spießen anrichten.

hähnchenschenkel
mit Asiasalat

für 2 Portionen

4 Hähnchenunterschenkel
  (à 100 g)
1 EL Erdnussbutter (15 g)
Sambal Oelek
4 EL Sojasauce
100 g Zuckerschoten
150 g Möhren
Salz
2–3 EL Obstessig
2 EL Sojaöl
150 g Salatgurke
100 g Mungobohnenkeime
1/2 Bund Schnittlauch

Zubereitungszeit: 40 Minuten

1 Den Backofen auf 200 °C (Umluft: 180 °C, Gas: Stufe 3–4) vorheizen. Die Hähnchen-schenkel kalt abspülen und trockentupfen. Erdnussbutter, 1/2 Teelöffel Sambal Oelek und 3 Esslöffel Sojasauce glatt rühren. Das Hähnchenfleisch damit bestreichen und in eine flache Auflaufform geben. 30 Minuten im Ofen backen, nach der Hälfte der Zeit einmal wenden.

2 Die Zuckerschoten waschen und putzen. Die Möhren schälen, putzen und in Scheiben schneiden. Die Möhren in kochendem Salzwasser 5 Minuten garen. Die Zucker-schoten nach 2 Minuten dazugeben und mitkochen. Das Gemüse in ein Sieb geben und abtropfen lassen.

3 Obstessig, Salz, etwas Sambal Oelek, 1 Esslöffel Soja-sauce und Öl verrühren. Die Gurke waschen, schälen, halbieren und in Scheiben schneiden. Die Mungo-bohnenkeime verlesen, mit heißem Wasser abspülen und abtropfen lassen. Den Schnittlauch waschen, trockenschütteln und in Röllchen schneiden.

4 Gemüse, Mungobohnenkeime, Schnittlauch und Dressing mischen und mit den gebackenen Hähnchenschenkeln servieren.

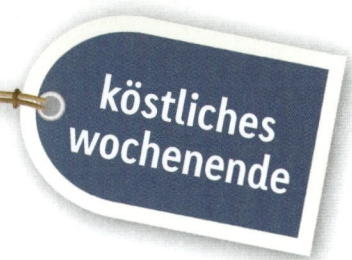
schweinefilet

mit Cranberryhaube

für 2 Portionen

2 Zwiebeln

30 g getrocknete Cranberrys

1 Scheibe Vollkorntoastbrot

1 EL geriebener Meerrettich
   (aus dem Glas)

1 Eiweiß

Salz

Pfeffer

je 1 grüne, rote und gelbe
   Paprikaschote (500 g)

2 EL Olivenöl

50 ml Gemüsebrühe

4 Schweinemedaillons (à 80 g)

1/2 Kästchen Kresse

Zubereitungszeit: 45 Minuten

1 Die Zwiebeln abziehen und fein würfeln. Die Cranberrys hacken und mit der Hälfte der Zwiebeln, Toastbrot, Meerrettich und Eiweiß im Universalzerkleinerer hacken. Mit Salz und Pfeffer würzen.

2 Die Paprikaschoten waschen, von Kernen und Trennhäuten befreien und in Streifen schneiden. 1 Esslöffel Olivenöl in einem Topf erhitzen und die restlichen Zwiebeln darin anbraten. Die Paprikaschoten zufügen und kurz andünsten. Paprikaschoten mit Salz und Pfeffer würzen, in eine flache Auflaufform füllen und die Brühe angießen. Den Backofen auf 220 °C (Umluft: 200 °C, Gas: Stufe 4–5) vorheizen.

3 Die Medaillons kalt abspülen, trockentupfen und mit Salz und Pfeffer einreiben. 1 Esslöffel Olivenöl in einer Pfanne erhitzen. Die Medaillons darin von beiden Seiten kurz anbraten, herausnehmen und auf das Gemüse setzen. Die Cranberrymischung auf den Medaillons verteilen und diese 15 Minuten im Ofen backen. Die Kresse mit einer Haushaltsschere abschneiden und darüberstreuen.

Tipp: Getrocknete Cranberrys mit ihrem herb-säuerlichen Geschmack bekommen Sie mittlerweile im Supermarkt bei den Trockenfrüchten oder im Bioladen.

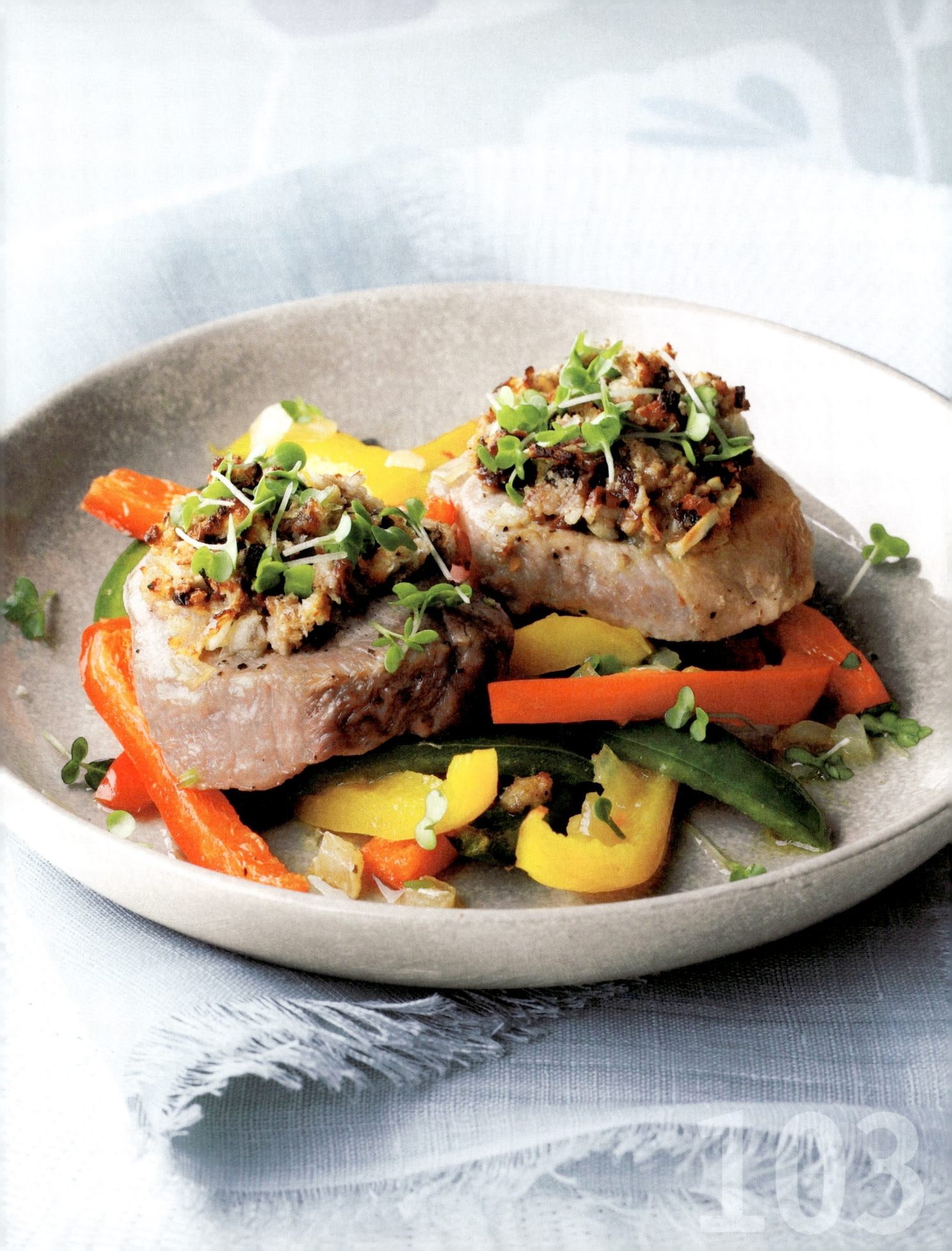

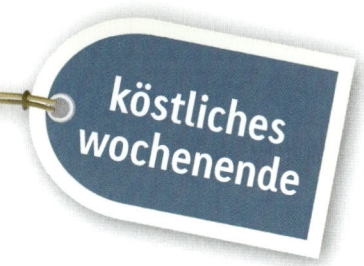
putenmedaillons
gratiniert

für 2 Portionen

1 Zwiebel
250 g Blumenkohl
400 g Brokkoli
4 kleine Putenmedaillons
  (à ca. 75 g)
1 EL Olivenöl
Salz
Pfeffer
100 ml Gemüsebrühe
1/2 unbehandelte Zitrone
3 Stängel Zitronenmelisse
50 g fettarmer Frischkäse
  (5 % Fett absolut)
einige rote Pfefferkörner

Zubereitungszeit: 50 Minuten

1 Die Zwiebel abziehen und in Streifen schneiden. Blumenkohl und Brokkoli waschen, putzen und in Röschen teilen. Die Brokkolistiele schälen und in Scheiben schneiden.

2 Die Putenmedaillons kalt abspülen und trockentupfen. Das Öl in einer Pfanne erhitzen. Die Medaillons darin von beiden Seiten kurz anbraten, mit Salz und Pfeffer würzen und herausnehmen.

3 Die Zwiebel im Bratöl anbraten. Blumenkohl und Brokkoli hinzufügen und mit der Brühe ablöschen. Mit Salz und Pfeffer würzen und zugedeckt 8 Minuten dünsten.

4 In der Zwischenzeit die Zitrone heiß waschen, mit Küchenpapier trockenreiben und die Schale abreiben. Die Zitronenmelisse waschen, trockenschütteln und die Blättchen hacken. Frischkäse, Zitronenschale und Zitronenmelisse verrühren. Mit Salz und Pfeffer würzen. Den Backofen auf 200 °C (Umluft: 180 °C, Gas: Stufe 3–4) vorheizen.

5 Das Gemüse mitsamt der Brühe in eine flache Auflaufform geben. Die Medaillons darauflegen, mit der Käsecreme bestreichen und mit den roten Pfefferkörnern bestreuen. Ca. 15 Minuten im Ofen backen.

Tipp: Da das Gemüse mit der Brühe in die Auflaufform gegeben wird, muss diese nicht eingefettet werden.

kalbsröllchen

mit Fenchelgemüse

für 2 Portionen

100 g kleine Zwiebeln
250 g Fenchel
200 g Tomaten
4 kleine, flache Kalbsschnitzel
  (à 80 g)
Salz
Pfeffer
6 TL Paprikamark
8 Salbeiblätter
2 EL Olivenöl
100 ml Gemüsebrühe

außerdem Holzspießchen

Zubereitungszeit: 45 Minuten

1 Die Zwiebeln abziehen und in Spalten schneiden. Fenchel und Tomaten waschen und putzen. Den Fenchel in Streifen und die Tomaten in Würfel schneiden.

2 Die Schnitzel mit Küchenpapier trockentupfen und flach streichen. Mit Salz und Pfeffer würzen. Jeweils 1 Teelöffel Paprikamark auf 1 Schnitzel streichen. Den Salbei waschen, trockentupfen und jeweils 2 Blätter auf 1 Schnitzel legen. Die Schnitzel aufrollen und mit Holzspießchen feststecken.

3 Das Olivenöl in einem Schmortopf erhitzen. Die Röllchen darin rundherum anbraten und herausnehmen. Die Zwiebeln im Bratöl anbraten. Den Fenchel zufügen und anbraten. Mit Salz und Pfeffer würzen. Die Brühe zugießen und die Kalbsröllchen auf das Gemüse legen. Alles zugedeckt 6 Minuten schmoren. Die Tomaten untermischen und weitere 6 Minuten schmoren. Das Gemüse mit Salz, Pfeffer und 2 Teelöffeln Paprikamark abschmecken.

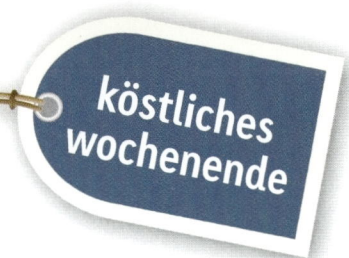

basilikumschnitzel

mit Parmaschinken

für 2 Portionen

50 g Vollkornreis

Salz

1 Schalotte

300 g Zucchini

4 kleine, dünne
  Kalbsschnitzel (à 60 g)

Pfeffer

2 Scheiben Parmaschinken (30 g)

4 getrocknete Tomaten
  (in Öl eingelegt)

3 Stängel Basilikum

2 EL Olivenöl

100 ml Brühe

50 g Crème légère

150 g Erbsen (tiefgekühlt)

außerdem Holzspießchen

Zubereitungszeit: 45 Minuten

1 Den Reis nach Packungsanweisung in Salzwasser garen. Abgießen und abtropfen lassen. Die Schalotte abziehen und fein würfeln. Die Zucchini waschen, putzen und würfeln.

2 Die Schnitzel flach streichen und mit Salz und Pfeffer würzen. Den Schinken halbieren und darauf verteilen. Jeweils 1 Tomate darauflegen. Das Basilikum waschen, trockenschütteln und die Blättchen abzupfen. Jeweils 2 Blättchen auf das Fleisch legen, die Schnitzel zusammenklappen und mit Holzspießchen feststecken. Restliches Basilikum in Streifen schneiden.

3 1 Esslöffel Olivenöl in einer Pfanne erhitzen und die Schnitzel darin von jeder Seite 3 Minuten braten. Mit der Brühe ablöschen und aufkochen lassen. Die Crème légère einrühren mit Salz und Pfeffer abschmecken.

4 1 Esslöffel Olivenöl in einem Topf erhitzen und die Schalotte darin anbraten. Zucchini zufügen und 2 Minuten dünsten. Mit Salz und Pfeffer würzen. Die tiefgekühlten Erbsen zufügen und weitere 3 Minuten garen.

5 Den Reis und das Basilikum unter das Gemüse geben und erhitzen. Reis mit Schnitzeln und Sauce anrichten.

Tipp: Statt Crème légère kann man auch saure Sahne mit 10 % Fett unter die Sauce rühren. Die Sauce dann nicht mehr kochen lassen, damit die Sahne nicht ausflockt.

lammscheiben

würzig geschmort

für 2 Portionen

2 Scheiben Lammkeule
   (tiefgekühlt, à ca. 170 g)
1 Knoblauchzehe
Salz
Pfeffer
1 TL getrockneter Majoran
1 1/2 EL Kräutersenf
1 EL Olivenöl
100 ml Lammfond
   (aus dem Glas)
je 1 rote und grüne
   Paprikaschote (350 g)
1 Aubergine (250 g)
40 g grüne Kräuteroliven
   (ohne Stein, trocken eingelegt)

Zubereitungszeit: 50 Minuten
+ Auftauzeit

1 Das Lammfleisch auftauen lassen. Den Knoblauch abziehen und durch die Presse drücken. Das Fleisch unter kaltem Wasser abspülen und trockentupfen, Fettkante und Knochenmark entfernen. Das Fleisch mit Salz, Pfeffer und Majoran würzen, mit Knoblauch einreiben und mit 1 Esslöffel Senf bestreichen.

2 Das Olivenöl in einem Schmortopf erhitzen und das Fleisch darin von beiden Seiten anbraten. Mit dem Lammfond ablöschen und aufkochen. Mit Salz und Pfeffer würzen und zugedeckt 40 Minuten schmoren.

3 Paprikaschoten und Aubergine waschen, putzen und würfeln. Mit den Oliven nach 30 Minuten zum Fleisch geben und mitschmoren. Das Gemüse mit Salz, Pfeffer und 1/2 Esslöffel Senf abschmecken.

Übersicht Low Carb

In der folgenden Übersicht finden Sie eine Auswahl an Lebensmitteln, die dem Low-Carb-Prinzip entsprechen. Günstige Lebensmittel zeichnen sich durch einen niedrigen glykämischen Index aus, d.h., sie beeinflussen den Blutzuckerspiegel nur in Maßen. Ungünstige Lebensmittel hingegen haben einen hohen glykämischen Index und sind mitverantwortlich für Übergewicht.

Günstige Lebensmittel

Bitterschokolade

Eier

Fisch

Fleisch

Früchtemüsli ohne Zuckerzusatz

Fruchtsaft ohne Zuckerzusatz

Fruchtzucker

Geflügel

Gemüse
(alle Sorten außer Kürbis, gekochten Möhren und Süßkartoffeln)

Haferflocken

Hülsenfrüchte
(außer Saubohnen)

Milch und Milchprodukte

Naturreis

Nüsse

Obst
(alle Sorten außer Bananen, getrockneten Datteln und Wassermelone)

Sojaprodukte
(z.B. Sojamilch, Tofu)

Vollkorngetreideprodukte
(z.B. Vollkornbrot, Vollkornnudeln)

Weizenkeime

Wurst

Ungünstige Lebensmittel

Bonbons

Chips

Colagetränke

Cornflakes

Croissant

Eistee

Erdnussflips

Fruchtnektar mit Zuckerzusatz

Hirse

Kartoffeln als Bratkartoffeln, Klöße, Pommes

Kuchen und Gebäck

Limonade

Malzbier

Nudeln

Pils

Popcorn

Salzstangen

Schokolade, Vollmilch- und weiße

Schokomüsli

Stärke

Traubenzucker

Weingummi

Weißmehlprodukte
(z.B. Weißbrot, Brötchen, Bagels)

Sachregister

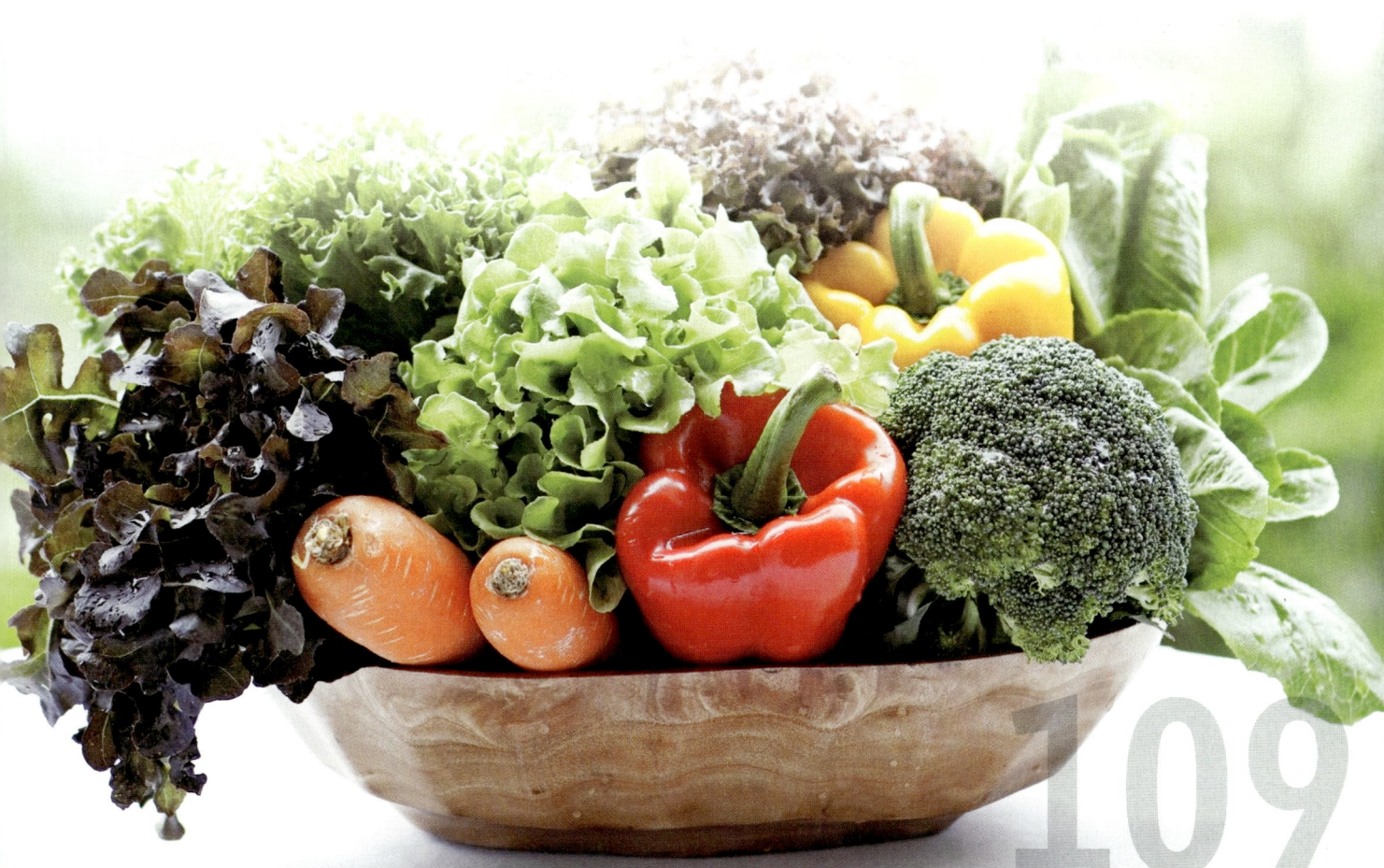

109

Zutatenregister

Impressum

Redaktionsleitung
Susanne Kirstein

Redaktion
Dr. Margit Roth

Gesamtproducing,
Layout, Satz
Eva M. Salzgeber, Neubeuern
Heike Gürtler, München

Umschlaggestaltung
Atelier Versen, Bad Aibling

Bildredaktion
Sabine Kestler

Korrektorat
Dr. Ulrike Kretschmer, München

Litho
Lorenz & Zeller, Inning a. A.
Litho für diese Ausgabe
Artilitho snc, Lavis (Trento)

Druck
Druckerei Theiss,
St. Stefan im Lavanttal

Printed in Austria

ISBN 978-3-8094-3491-7
57908960014

1. Auflage
© 2015 by Bassermann Verlag, einem Unternehmen der Verlagsgruppe Random House GmbH, 81673 München
© der Originalausgabe 2014 by Südwest Verlag, einem Unternehmen der Verlagsgruppe Random House GmbH, 81673 München

Hinweis
Die Ratschläge in diesem Buch sind von Autor und Verlag sorgfältig erwogen und geprüft; dennoch kann eine Garantie nicht übernommen werden. Eine Haftung des Autors bzw. des Verlags und dessen Beauftragten für Personen-, Sach- und Vermögensschäden ist ausgeschlossen.

Über den Autor
Daniel Hauser ist gelernter Koch und studierter Oecotrophologe. Die Kombination aus praktischer Erfahrung und fundiertem Hintergrundwissen ermöglicht es ihm, Rezepte zu entwickeln, die ernährungswissenschaftlich abgesichert sind; obendrein sind die Gerichte ausgesprochen lecker.

Über die Fotografin
Maja Smend gehört zur jungen Garde erfolgreicher Fotografen in London. Nach dem Studium in England und der Auszeichnung als »beste Nachwuchsfotografin« folgte die Selbstständigkeit mit dem Fokus auf Food, Lifestyle und Travel. Ihre Kunden sind namhafte Verlage, Werbeagenturen und Markenunternehmen diesseits und jenseits des Ärmelkanals.

Bildnachweis
Fotografie Rezeptbilder: Maja Smend
Illlustrationen und Serviette: istockphoto

Archiv Südwest Verlag: 7 (shutterstock/happykanppy), 8 (shutterstock/Parry Orly), 9 (Antje Plewinksi), 11 (Martina Urban); fotolia: 94/95 (.shock/RF); istockphoto: 2 (Anna Bizón/RF), 16 (t_kimura); gettyimages, München: 12/13 (OjoImages/RF), 26/27 (OjoImages); Jump, Hamburg: 46/47, 58/59 (Kristiane Vey); plainpicture, Hamburg: 78/79 (Lubitz+Dorner)

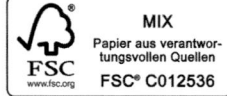

MIX
Papier aus verantwortungsvollen Quellen
FSC® C012536
www.fsc.org

Verlagsgruppe Random House FSC® N001967
Gedruckt auf dem FSC®-zertifizierten Papier Profimatt